第6回 ムードディスオーダー・カンファランス

編　集

ムードディスオーダー・カンファランス

編集代表

上島　国利

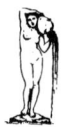

星和書店

Seiwa Shoten Publishers

2 5 Kamitakaido 1-Chome
Suginamiku Tokyo 168-0074, Japan

本書に収録されている論文は，第6回ムードディスオーダー・カンファランス（2005年3月5日，フォーシーズンズホテル椿山荘東京）で発表されたものです。

＊各薬剤の「効能・効果」「用法・用量」「使用上の注意」については，製品添付文書をご参照ください。

開会のご挨拶

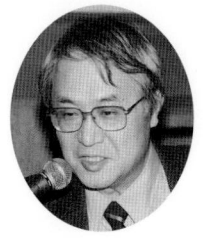

　今日は啓蟄だそうでございますが，まだまだ大変寒い日が続いております．本日はお忙しいところをお集まりいただきまして，ありがとうございます．

　「ムードディスオーダー・カンファランス」は第6回を迎えました．1999年にSSRIの最初の薬としてfluvoxamineが市場に出てきたとき，これを適正に使って患者さんに役立たせるにはどうしたらよいだろうということで，世話人が何人か集まり，皆で議論をしました．そして2000年に第1回の「ムードディスオーダー・カンファランス」が開かれたわけでございます．以来5回のカンファランスでSSRIに関する情報を皆で共有し，それを上手に使っていくという1つの役割は果たせたのではないかと思っております．

　5回で終了という予定でしたが，このグループで何かまとまった仕事ができないかという声が上がり，「paroxetineが効かなかった例でfluvoxamineに替えたらどうだろう」という研究を皆でやってみようということになりました．本日はその成果を発表していただきます．そして，他の演題を用意してくださった先生方にも感謝しております．

　また，うつ病の生物学的な側面の最先端の研究成果をテーマにしたシンポジウムもございます．

　さらに最近，世の中で自殺の話題がきかれ，うつ病とかなり関係しているだろうということも言われています．そのようなときに我々がまず思い出すのは，新潟県の松之山町での介入研究とその成果です．その後，神庭重信先生や大野裕先生も介入研究をされていらっしゃいますが，一体，最初はどんなお考えで始められ，どのような成果が上がったのか，ぜひお聞きしたいということで，今日のセミナーでは高橋邦明先生にお話をしていただくことになっております．

　また，特別講演は西園昌久先生にお願いしておりまして，会の掉尾を飾るにふさわしい立派な先生をお招きできたことを大変喜んでおります．

　新しい抗うつ薬も臨床に導入され5年ほど経過いたしました．それぞれの薬剤の特徴，長所，短所などが次第に明らかになり，新規の薬のトップランナーだったLuvoxの良さが再認識されているのが昨今の状況ではないかと思います．

最後になりましたが，この会を長い間，共催会社として支えてくださった藤沢薬品工業株式会社に厚く御礼を申し上げます。また，立派なプロシーディングを作っていただきまして，この会の成果を世の中に問うことができたと喜んでおります。
　皆様に御礼を申し上げて開会のご挨拶とさせていただきます。どうもありがとうございました。

　　2005年3月5日

昭和大学医学部精神医学教室

上島　国利

● 目　次

開会のご挨拶　　上島　国利　　iii

1　前頭側頭葉変性症のBPSDに対するfluvoxamineの治療経験　1
　　田北　昌史／尾籠　晃司

2　SSRI抵抗性の強迫性障害に対するquetiapine追加療法　9
　　林田　和久／松永　寿人／松井　徳造／大矢　健造／興野　健也／前林　憲誠

3　血液透析患者におけるfluvoxamineの血中動態　15
　　伊賀　淳一／上野　修一／山内　健／宗　鴻偉／
　　川島　周／水口　潤／大森　哲郎

4　社会不安障害と抑うつ状態の併存にfluvoxamineが有効であった1例　21
　　－臨床的関与を中心に－
　　樽味　伸／黒木　俊秀／神庭　重信

5　混合性不安抑うつ障害に対するfluvoxamineの効果について　27
　　千鳥　正三／西村　良二／浦島　創／塚田　泉／山口　りえ

セミナー　　新潟県松之山町における高齢者自殺予防活動　35
　　　　　　－うつ病を手がかりにした地域への危機介入－
　　　　　　高橋　邦明

特別講演　　うつ病治療の心理社会的視点　47
　　　　　　西園　昌久

| MDC臨床共同研究 | Paroxetineからfluvoxamineに切り替えたときの有効性と副作用　59 |

イントロダクション　Fluvoxamineとparoxetineのプロフィールの相違について　61
越野　好文

臨床共同研究1　Paroxetine副作用発現例を中心としたfluvoxamineへの切り替え　69
－使用経験に基づく有用性の考察－
金上　功

臨床共同研究2　うつ病患者を対象としたparoxetine効果不十分，
または副作用脱落例に対するfluvoxamineの有用性検討　75
篠原　学

| シンポジウム | うつ病の本態解明に向けてのアプローチ　83 |

－うつ病の生物学的精神医学研究における最近の動向－

講演1　神経の可塑性とうつ病をめぐって　85
－BDNF，海馬での神経新生，シグマ-1受容体－
橋本　謙二

講演2　うつ病のNIRSを通じた解明　99
福田　正人

講演3　抗うつ薬のファーマゲノミクス　113
樋口　久

パネルディスカッション　123

閉会のご挨拶　中根　允文　133

1 前頭側頭葉変性症のBPSDに対するfluvoxamineの治療経験

田北　昌史* 尾籠　晃司**

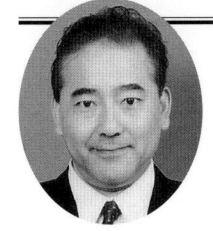
田北先生

1 はじめに

　Fluvoxamineのある一面での有効性として，前頭側頭葉変性症（fronto-temporal lober degeneration; FTLD）のBPSD（behavioral and psychological symptoms of dementia）に対するfluvoxamineの治療経験についてお話しします。以前は問題行動，精神症状などという言い方をしていましたが，最近，BPSDという言葉が使われるようになっています。

　FTLDにおけるBPSDは常同行動（同じことを何度もする），食行動異常（同じものばかり，例えば炭水化物など甘いものばかり食べる），常同言語（同じことばかり言う），脱抑制の行動（例えば，入院中に看護師の身体を触ったりする）がみられ，このような症状が家族の大きな介護負担となっています。

　このような行動を改善させる方法は今までなく，向精神薬をたくさん投与すると異常行動はある程度抑えられますが，パーキンソニズムでADLが低下したり，鎮静をかけると一日うとうとしている，というようなことが多かったのです。ところが近年，SSRI，特にfluvoxamineがFTLD患者の常同行動などの改善に有効であるという報告がみられています。

　今回，我々は少量のfluvoxamineで常同行動などのBPSDを改善できたFTLDの2症例を経験しましたので，報告いたします。

＊今津赤十字病院精神科
＊＊福岡大学医学部精神医学教室

2 症　　例

1）症例1

a　症例の概要
67歳，女性。

【主訴】物忘れ，意欲がない。

【病歴】63歳のときに夫が交通事故で亡くなり，独り暮らしになった。その後，物忘れや意欲の低下が出てきた。次第に食べ物の嗜好が変わっていき，以前は食べなかった寿司や甘いものを食べるようになった。毎日10時ごろ出かけて，助六寿司（巻き寿司，稲荷寿司のセット）を買ってくるので，家の中，冷蔵庫の中は助六寿司だらけという状態であった。風呂に入ると10時間ぐらいかかる，そのような常同行動がみられた。

b　治療の経過
66歳のときに今津赤十字病院を初診し，頭部CTで左前頭葉と側頭葉の萎縮を認め，FTLDが疑われ，福岡大学病院精神科を受診して精査を受けました。長谷川式簡易知能評価スケール（HDS-R）15点，Mini Mental State Examination（MMSE）21点，レーヴン色彩マトリックス（Raven's Coloured Progressive Matrices）24/36点という結果でした。その結果，FTLD（ピック病）と診断されました。

家族は常同行動がいちばん困るということで，この改善のためにfluvoxamineを25mg/日 投与しました。投与直後は海苔2缶を一度に食べてしまうなどという行動がありましたが，次第に症状が改善され，入浴時間も短くなり，寿司も買わなくなりました。

現在も当院に通院治療中で，MMSEは20点と，かなり高い点数となっています。

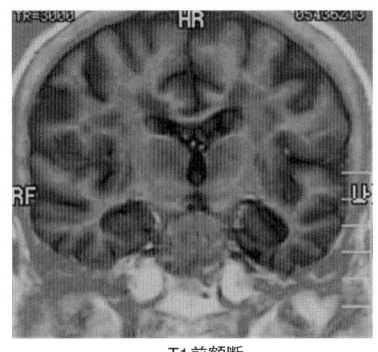 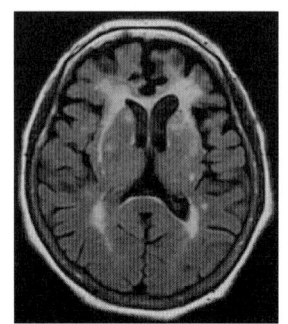

T1前額断　　　　　　　　FLAIR法

図1-1　症例1のMRI

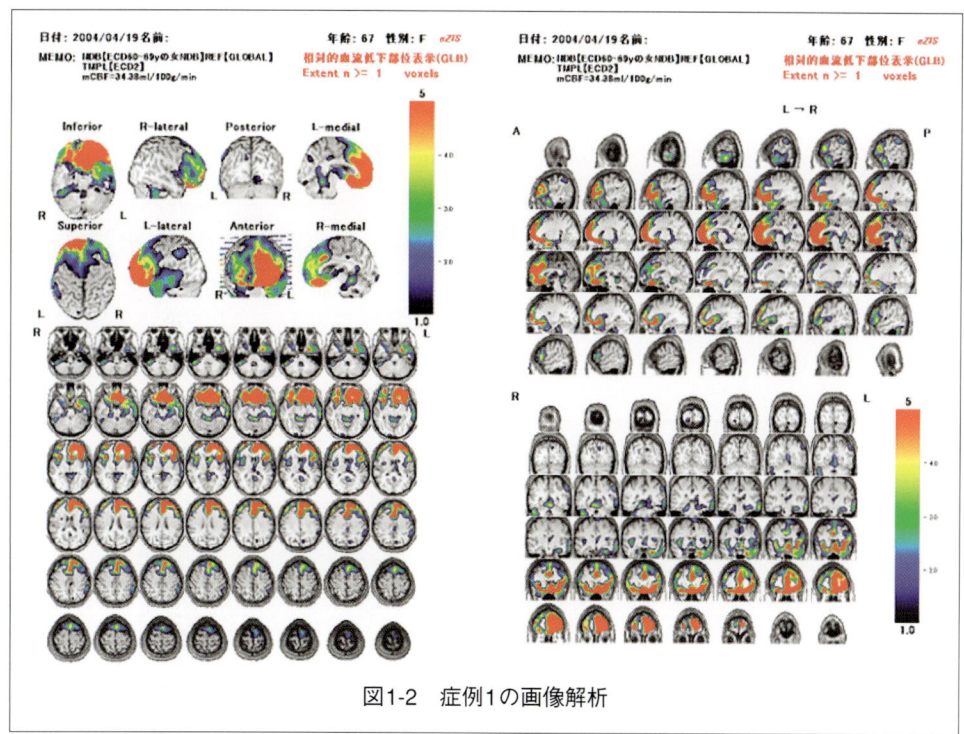

図1-2　症例1の画像解析

　図1-1は，本症例のMRIですが，左の前頭葉，特に側頭葉に萎縮があります。白質病変もみられ，グリオーシスの可能性が高いと思われます。

　図1-2はeZIS（easy Z-score imaging system）という方法で行った症例1の画像解析です。左の前頭から側頭葉の血流の低下が目立っています。

2）症 例 2

a　症例の概要

　64歳，女性。

【主訴】「困ったことはありませんか」と尋ねると，「困ったことって何ですか」という答えが返ってきた。「困ったこと」ということの意味がわからないことが主訴である。夫からは，言われたことがぴんとこない，字が読めなくなった，という訴えがあった。

【病歴】61歳のときより物の置き場所を忘れるようになり，62歳のときから物や人の名前が出てこなくなった。いくつかの精神科を受診し，donepezilや抗うつ薬の投与を受けていた。

b　治療の経過

　64歳時に当院を初診し，語義失語などの症状のためにCTで検査したところ，左

側頭葉の萎縮を認め，精査のために福岡大学病院の精神科を受診しました．
　現在は，語義失語の症状として「三日月」を「さんがつひ」というような読み方をされます．また物の呼称ができません．時計や財布をみても名前がわからないのですが，そういうものを使用することはできます．また買い物に行くなど，ある程度の主婦業はきちっとできます．字を写して書くことはできますし，失行もありません．MMSEは9点ということで，非常に点数は悪いのですが，そのわりには日常の生活にそれほどの影響はありません．FTLD（semantic demantia）と診断しました．

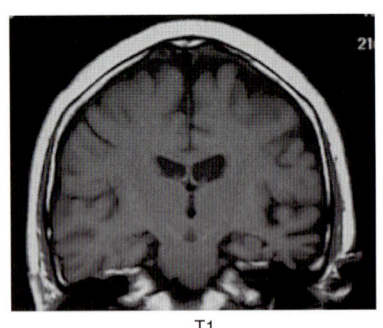
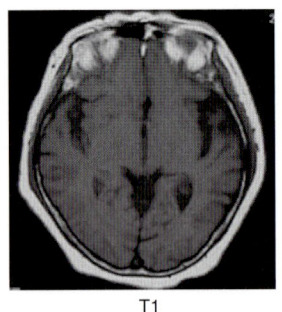

図1-3　症例2のMRI

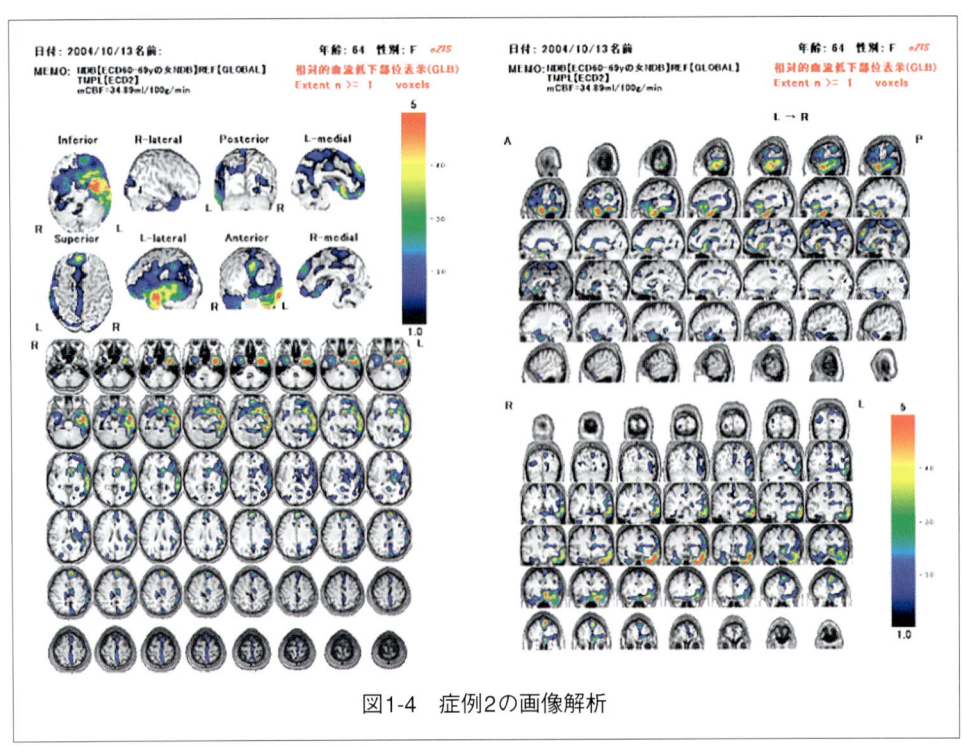

図1-4　症例2の画像解析

精査後，当院に通院しています。買い物や料理などはできますが，家でも「私はパーですから」「パーになりました」ということばかり言っています。例えば診察のときにMMSEをしようとしても，けらけらと笑って，なかなか診察にならないような感じがします。

家でも「パー」と言うことが多いということなので，これを常同言語と考え，fluvoxamineを25mg/日から投与しました。投与後2週間で，そのような発言は減ってきましたので，50mg/日まで増量しました。診察のときも常同言語はほぼ消失しています。MMSEでは6点しかとれませんが，意外に日常の生活はできています。

図1-3は症例2のMRIですが，左の側頭葉に萎縮が目立っています。図1-4は，eZISを使った症例2のSPECTの脳血流シンチグラフィーの画像解析像ですが，左の側頭葉を中心に血流の低下が認められます。

3　強迫・常同行動の評価について

このようなFTLD患者の強迫・常同行動の判定を定量的に行うために，池田らはSRI（Stereotype Rating Inventory）という方法を提唱しています。

この方法は，表1-1のように強迫・常同行動をA，B，C，D，Eに分けます。Bの

表1-1　強迫・常同行動の判定尺度（The Stereotype Rating Inventory; SRI）

A	食行動（Eating and cooking behaviors）
B	周遊（Roaming）
C	言語（Speaking）
D	動作・行動（Movements）
E	生活リズム（Daily rhythm）

の5項目について頻度を5段階，重症度を4段階で評価し，重症度と頻度の積の総和で判定する。

（池田ら，2002）

表1-2　SRIの頻度と重症度

頻度
1. ほとんど週に一度
2. 週に数回だが毎日ではない
3. 毎日（一日に5回未満）
4. 毎日（一日に5回以上）あるいはほとんどずっと

重症度
1. 常同行動は明らかであるが，方向をかえることや，指示には反応する。
2. 常同行動は非常にはっきりしており，介護者が克服することは難しい。
3. 常同行動は通常，介護者のあらゆる介入に反応せず，介護者の困惑や社会的苦痛の主な原因になっている。

周遊は徘徊とは違って，毎日，同じコースをたどるというものです。この5項目について頻度を5段階，重症度（表1-2）を4段階で評価し，重症度と頻度の積の総和で判定します。例えば，食行動の主質問は「患者さんは同じメニューの料理ばかり好んで作ったり，同じ食品ばかり好んで買ってくることがありますか。あるいは同じ食品ばかり続けて食べたがることがありますか」で，なければ次の主質問にいきます。あれば，表1-3のような下位質問をします。症例1の場合は「頻回に繰り返し同じ食品を買ってきますか」という質問に当てはまります。

症例1はfluvoxamineでの治療前はSRIが18点でしたが，治療後は6点に（表1-4），症例2は治療前は6点，治療後は3点に改善しています（表1-5）。

表1-3　A・食行動の下位質問

1. 頻回に繰り返し同じメニューの料理を作りますか。
2. 調理のために同じ食材しか使わないことがありますか。
   （例：味噌汁の具がいつも同じである）
3. 頻回に繰り返し同じ食品を買ってきますか。
   （例：同じ饅頭，同じ缶コーヒー）
4. 頻回に同じ食品や，同じメニューの料理を食べたがりますか。
5. 必要以上に頻回に繰り返して醤油やソース，マヨネーズ，スパイスなどを使いたがりますか。
6. その他食事や調理行動で繰り返し行われることがありますか。

表1-4　症例1のSRI

		治療前 頻度×重症度	治療後 頻度×重症度
A	食行動	3×2＝6	なし
B	周遊	3×2＝6	3×1＝3
C	言語	なし	なし
D	動作・行動	なし	なし
E	生活リズム	3×2＝6	3×1＝3
得点		18	6

表1-5　症例2のSRI

		治療前 頻度×重症度	治療後 頻度×重症度
A	食行動	なし	なし
B	周遊	なし	なし
C	言語	3×2＝6	3×1＝3
D	動作・行動	なし	なし
E	生活リズム	なし	なし
得点		6	3

4 考　察

　FTLDの行動障害とセロトニン作動系との関連が以前から指摘されています。そして，SwartzらはSSRIがFTLD患者の行動障害に有効と報告しています。その後，西川や池田らが，fluvoxamineがFTLD患者の行動障害に有効であると報告しています。

　今回の2症例は脳血流シンチグラフィーの画像解析を行い，FTLDの診断の精度も高いと考えられました。なお，池田らは，平均110mg/日のfluvoxamineを投与したと報告していますが，今回の2症例の場合は25〜50mg/日という，非常に少量でBPSDが改善し，SRIの得点も減少しました。家族の介護負担も軽減し，副作用もみられませんでした。

5 まとめ

① FTLDのBPSDに対し、fluvoxamineが有効であった2例を報告しました。
② Fluvoxamineは25〜50mg/日と比較的少量で有効でした。
③ FTLDの常同行動などのBPSDに対し，fluvoxamineは少量で副作用を伴わずに効果がみられ，安全で有効な治療法と考えられました。

質疑応答

――「パーになったから」と言ったり，海苔をたくさん食べたり，そういうときの本人の内面的な体験はどういうものなのでしょうか。それはいわゆる不安のせいでしょうか。

田北　「パーになった」と言うときは，面接では多幸のような感じです。本人はけろっとしているのです。ですから，不安の表現というよりは常同言語と思われます。

――常同行為なのでしょうか。

田北　はい。

――その始まりは，例えば，客観的には気になっているようにはとてもみえないけれども，内面的には結構気になっているということでしょうか。

田北　ご主人に「お前は最近，パーになったんじゃないか」というようなことを言われ，それがだんだんしみついたのかもしれませんが，内面的な部分まではご説明できません。

――うつの傾向はないのですね。むしろ不安ですね。

田北　そうですね。どちらかといえば，不安ということです。

――この行動を誘発しているのはなんでしょうか。。

　田北　意欲の低下をうつととるべきか，性格の変化ととるべきか，判断に困る場合もあります。

　――おそらく健康成人の不安やうつとは多少，性質は違うだろうとは思いますが。

　田北　はい。

　――異質的なベースをもったいろいろな精神症状にも，fluvoxamineが何らかの有効性があることを示していただいたように思います。

2 SSRI抵抗性の強迫性障害に対するquetiapine追加療法

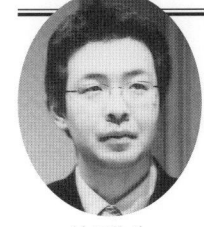
林田先生

林田　和久＊　　松永　寿人＊　　松井　徳造＊
大矢　健造＊　　興野　健也＊　　前林　憲誠＊

1　はじめに

　近年，強迫性障害（obsessive-compulsive disorder: OCD）の薬物治療において，選択的セロトニン再取り込み阻害薬（selective serotonin reuptake inhibitor: SSRI）の有効性や安全性が検証され，第一選択薬として使用されています。しかし，SSRIの単剤投与のみで中等度以上の改善を示す患者さんの割合は約40〜60％にとどまるとされており，SSRIに抵抗性を示すOCD患者さんの薬物療法では，特に非定型抗精神病薬の付加的投与が最近注目されています。

　今回，我々はSSRI抵抗性のOCDの患者さんに対して，quetiapine追加投与を行い，両者の併用療法を試み，その有効性や安全性について検討しました。

2　方　法

1）対　象

　対象は，平成15〜16年度に大阪市立大学医学部付属病院神経精神科を初診し，DSM-ⅣにてOCDと診断され，1年以上，規則的に治療を継続した患者さん84例のうち，糖尿病などquetiapine使用に注意を要する身体疾患を有する者を除外し，有効量で十分な期間を行ったSSRI単剤による薬物療法で十分な改善が得られず，SSRI抵抗性と判断され，副作用などの説明後，quetiapine服用の同意が得られ，SSRIとquetiapineとの併用療法を試行した25例です。

　この全例には本研究の趣旨を説明後，参加の同意を口頭で確認しました。なお初診時にはOCDの病態や治療などに関する心理教育を行い，それ以後，患者さんの

＊大阪市立大学大学院医学研究科神経精神医学

希望，あるいは治療的動機づけが確認できた場合，曝露反応妨害法による認知行動療法（cognitive behavioral therapy: CBT）はどの時期においても併用可能としました。

2）治療抵抗性の定義

本研究では，SSRI抵抗性を以下のように定義しました。
① 最低1剤のSSRIを有効量（fluvoxamineで150～250mg/日，paroxetineで30～50mg/日）で十分な期間（12週間以上）投与していること。
② Y-BOCS（Yale-Brown Obsessive-Compulsive Scale）総得点の改善率がCBTの有無にかかわらず，初診時得点より15％以下であること。
③ CGI（Clinical Global Impression Scale）での改善性評価が，CBTの有無にかかわらずminimal（2点），もしくはunchangedかworse（1点）であること。
④ 臨床医2人以上がともに，十分に改善していないと判断したもの。

3）Quetiapineの追加

対象とした25例全例に対して，現行のSSRIを維持継続した状態でquetiapineを追加投与しました。Quetiapineの投与量は，初回25mg/日から開始し，2週間ごとの受診時に臨床症状の変化と副作用をみながら25mg/日単位で増量していき，上限は100mg/日としました。Quetiapine投与開始後12週目に，再度，CGI，Y-BOCSを行い，症状および改善度を評価しました。

3　結　果

表2-1は対象患者背景です。ここでは特に大うつ病性障害（MDD）の併存が12例（48％）で，Y-BOCSの第11項目のinsightでの洞察不良が11例（44％）と難治的な印象でした。

表2-1　対象患者背景

男：女	10：15
未婚・既婚	10：15
平均年齢（SD）	33.7歳(8.1)
平均発症年齢（SD）	27.9歳(7.2)
平均罹病期間（SD）	5.8年(3.0)
平均教育年数（SD）	13.2年(2.1)
平均GAFS（SD）	49.8(5.4)
MDD依存	12例(48％)
洞察不良	11例(44％)

表2-2は対象患者の強迫症状の内容です。1患者につき主要症状1つのみについてまとめました。
　表2-3はquetiapine追加投与前のSSRI治療についてですが，SSRIによる薬物治療を平均投与期間で約30週行ったにもかかわらず，十分な改善が得られませんでした。また，表2-3に示すように，この時点でCBTを併用できたのは2例ずつで，少数しかおりませんでした。
　次にquetiapine追加投与の量ですが，平均投与量が61mg/日でした。またquetiapine投与追加後は，CBTの併用が16例（64％）に増えていました。副作用には眠気，食欲亢進などがありましたが，重篤なものは認めませんでした（表2-4）。
　表2-5はquetiapine追加療法後の治療反応性です。Y-BOCS総得点は平均25.7点から18.6点への改善を示しました。改善率ではquetiapine併用開始時から3カ月後までが28.5％の改善でした。初診時から比較すると33.8％の改善がありました。また，CGIは，marked improvementが3例（12％），moderate improvementが13例（52％）と，合わせて64％で改善が認められました。
　本研究ではSSRI抵抗性のOCD患者に対して，quetiapineの併用療法をすることにより，64％で中等度以上の改善を認めました。この結果は，今まで報告された，

表2-2　強迫症状の内容

観念	行為	
汚染	洗浄	13例（52％）
対称性・正確性の追及	繰り返しの儀式行為	5例（20％）
攻撃的	確認	4例（16％）
その他	繰り返しの儀式行為	3例（12％）

表2-3　SSRI治療

最終投薬内容	人数	平均最大用量(mg/日)	範囲(mg)(SD)	CBT併用
fluvoxamine	12例	218.2	150〜250(40.5)	2例(17％)
paroxetine	13例	45.5	30〜60　(8.0)	2例(15％)

SSRI使用歴：いずれか1剤のみ8例，両剤17例　　平均投与期間：30.1週（SD17.6）

表2-4　Quetiapine追加投与

quetiapineの投与量（人数）	50mg/日	11例
	75mg/日	12例
	100mg/日	2例
quetiapineの平均投与量（SD）		61.0mg/日(12.7)
quetiapine投与期間中のCBTの併用		16例（64％）
quetiapine投与後出現した副作用（人数）	眠気	5例（20％）
	食欲亢進	2例　（8％）
	その他	2例　（8％）

表2-5 Quetiapine治療反応性

		平均(SD)	範囲
Y-BOCS総得点	quetiapine併用開始時	25.7 (3.1)	21～32
	quetiapine併用3ヵ月後	18.6 (5.3)	8～27
Y-BOCS改善率(%)	quetiapine併用開始時－QET併用3ヵ月後	28.5(17.1)	0～64
	初診時－QET併用3カ月後	33.8(17.0)	4～69
併用3カ月後のCGI改善評価(人数)	marked	3例 (12%)	
	moderate	13例 (52%)	
	minimal	7例 (28%)	
	unchanged or worse	2例 (8%)	

表2-6 他報告との比較

〈Saxena et al., 1996〉Risperidone追加投与にて87%が改善。
〈Weiss et al., 1999〉Olanzapine追加投与にて70%の改善。
〈McDougle et al., 2000〉Risperidone追加投与にて50%の改善（二重盲検）。
〈Atmatica et al., 2002〉Quetiapine追加投与群で71%の改善（単盲検）。

ほかの非定型抗精神病薬を併用した場合の改善率と同程度でした（表2-6）。

4 考 察

1）治療効果および安全性

　本研究では，患者の治療的動機づけが確認されればCBTの併用を可としたので，純粋なSSRI＋quetiapine併用療法の効果を反映していない可能性があります。しかし，CBTに導入できたものは，先ほど示したように，quetiapine投与前には4例（16%）のみでしたが，併用開始後は16例（64%）と著明に増加しました。このことから，併用療法の有効性には，強迫症状に対する直接的な効果に加え，不安や抑うつ状態のコントロール作用による治療的動機づけの改善効果の両者が関与するものと考えられました。さらに今回の対象患者の中では，チック障害やschizotypal人格障害などのcomorbidityを認めず，ほかの非定型抗精神病薬と同様に，これらの併存が治療効果に特異的影響を及ぼす可能性は低いと考えました。また，この併用療法で出現した副作用には重篤なものはみられず，安全性も確認されました。

2）効果発現の仮説

　SSRIに抵抗的なOCD患者に対し，D_2および5-HT_2受容体遮断作用を特徴とする非定型抗精神病薬を付加した際の効果発現機序はいまだ明確ではありませんが，いくつかの仮説が提案されています。例えば，

　① D_2受容体遮断作用によるSSRIのドーパミン系抑制効果の増強

②　5-HT$_2$受容体遮断作用によるSSRI長期的投与に伴う5-HT受容体のdown-regulationの増強

が考えられます。

一方，quetiapineはほかの非定型抗精神病薬に比べて，ヒスタミンH$_1$受容体との受容体結合親和性が高いという特徴があります。この遮断作用により鎮静作用によって過鎮静などに関わる可能性がある反面，抗不安効果やセロトニン機能の調整効果などが期待されます。

このようなquetiapineの特異的薬理学的特性がほかの非定型抗精神病薬を併用した場合と比較して，SSRI＋quetiapine併用療法のより高い有効性に寄与するものかどうかは，今後，大きな母集団の中での比較試験などを行い，検証する必要があると考えています。

5　結　語

①　本研究により，SSRIの単剤投与に抵抗的なOCD患者に対し，quetiapineを付加投与するSSRI＋quetiapine併用療法の有効性や安全性が示唆された。
②　この併用療法の有効性には，強迫症状に対する直接的効果，不安や抑うつ状態のコントロール作用による治療的動機づけの改善効果，の両者が関与するものと考えられた。
③　今後はさらに対象者数を増やし，有効性や安全性，特異性を検証したいと考えている。

質疑応答

――Quetiapineを併用して，しかもCBTを受ける患者さんが増えたのに，なおかつよくならなかった患者さんたちには，その後，どのような治療をし，どのような現況になられたのでしょうか。

林田　この治療法を試行したのちも治療抵抗性であった患者さんはいらっしゃいました。その場合はSDA系統がメインになってくると思いますが，ほかの非定型抗精神病薬の追加を試してみることがまず1つの選択肢として考えております。事実，olanzapineやrisperidoneなどの非定型抗精神病薬の変更によって改善した患者さんはおられました。もう1つの選択肢として，SSRI自体の投与量，もしくは種類を変更してみるという形もただいま検討中です。

――OCDにfluvoxamineを使うと，かなり重症度の患者さんでも劇的に効く場合がありますが，同じ量をずっと続けていても，もとの症状に戻ってしまうような例をいくつか経験しています。先生方が経験された抵抗性の患者さんの中にそういう

方もおられましたか。

林田 今回の研究に関してはあまり長期的な観点ではデータをとっておりません。長くて3年程度ですので，長期的に同量のSSRIを投与し続けて，症状がまた再燃，もしくは増悪したという患者さんはいまのところはいらっしゃいません。ただ，増悪時にSSRIを増量する， SSRIを変更してみる，もしくはこのような非定型抗精神病薬の追加投与を試みてみるというのも，1つの方法だと思います。

3 血液透析患者におけるfluvoxamineの血中動態

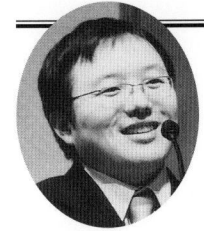

伊賀　淳一*　　上野　修一*　　山内　健*
宗　鴻偉*　　川島　周**　　水口　潤**　　大森　哲郎*

伊賀先生

1　はじめに

　透析医療の進歩により腎不全患者のQOLは飛躍的に向上していますが，反面，疾患の慢性化，長期化傾向に伴い，心の問題が注目されるようになりました。自殺の危険を調べた報告でも，透析患者は一般人口と比べて14.5倍と高率にみられています[1]。長期透析中に不眠，不安，抑うつなどの精神症状がしばしば出現し，リエゾン精神医学としての治療を依頼されることも多いのですが，その適切な薬物療法に関する情報は限られています。忍容性の高いSSRIは使用しやすい薬物の1つですが，透析患者の体内動態についての報告は少ないのです。

　そこで，今回，我々はSSRIであるfluvoxamineの血液透析による血中濃度の変化について検討したので，ご報告します。

2　対　象

　対象は，本研究に対し書面で同意が得られたfluvoxamine内服中の透析患者さん4名で，透析直前と終了時の血中濃度を各3回，測定しました。

　個々の症例を簡単に紹介します。

1）症例A

　51歳，男性。

【診断】パニック障害，慢性腎不全。

---

*徳島大学医学部情報統合医学講座精神医学分野
**川島会川島病院

【現病歴】昭和55年頃，健康診断で蛋白尿を指摘されたが，その後，放置し，昭和57年に透析を導入することとなった。平成10年頃より急に頻脈になるというパニック発作が出現するようになった。平成15年より，fluvoxamine 25mg/日から投与を開始し，100mg/日に増量した頃から症状は軽快した。

2）症例 B

54歳，女性。
【診断】パニック障害，慢性腎不全。
【既往歴】平成12年に副甲状腺機能亢進症で手術を受けている。
【現病歴】昭和58年より透析を開始した。平成12年頃，過呼吸のため救急車で病院に運ばれることがあった。平成15年より再び過呼吸，冷や汗などの症状が出現し，パニック障害と診断し，fluvoxamineを開始した。75mg/日まで漸増したところ，症状は消失した。

3）症例 C

49歳，女性。
【診断】うつ病，慢性腎不全。
【現病歴】20歳頃，蛋白尿を指摘された。昭和54年，全身倦怠感，低蛋白血症を指摘され，翌年より透析を開始した。平成15年，「いらいらして落ち着かない。子どものことや家族のことを考えると気分が落ち込む」という訴えで精神科を初診。うつ病と診断し，fluvoxamineを開始。75mg/日で症状は安定した。

4）症例 D

38歳，女性。
【診断】パニック障害，慢性腎不全。
【既往歴】気管支喘息。
【家族歴】夫が舌がんで入退院を繰り返している。
【現病歴】平成4年，蛋白尿を指摘され，IgA腎症と診断された。平成8年より透析を導入。平成13年から，頭から血の気がひくような発作が出現し，倒れるのではないかと不安に思うようになった。パニック障害と診断し，fluvoxamine 50mg/日で

表3-1 対象患者一覧

	年齢(歳)	性別	体重(kg)	アルブミン(g/dl)	fluvoxamine投与量(mg/日)
A	51	男	55	3.7	100
B	54	女	53.5	3.9	75
C	49	女	46	3.7	75
D	38	女	44.5	3.5	50

安定した。

表3-1が患者さんの一覧です。肥満，低体重，低アルブミン血症などは認められません。

3 方　　法

投与量を固定後，2週間以上経過したあとに採血を行い，高速液体クロマトグラフィーを用いて血中濃度を測定しました。測定感度は5〜500ng/mlで，%CVは10%以下です。

カラムはC18を用いています。NBDFという蛍光物質を付加することで検出しています（表3-2）。

図3-1がチャートです。Fluvoxamineは13.3分のところにピークが出てきます。内

表3-2　測定条件

- カラム：Phenomenex Luna 5u C18,250 x 4.6 mm
- 移動相：A：10ｍM酢酸緩衝液（pH4.0）
  　　　　B：アセトニトリル：メタノール（1：6，v：v）
- A-B（35：65）→（28：72）：7min，（28：72）：5min，（28：72）→（0：100）：3min，（0:100）：30 min，（0:100）→（35:65）10min
- 流速：1.5ml/分　カラム温度55℃
- 検出器：NBDF（470 nm，530 nm）

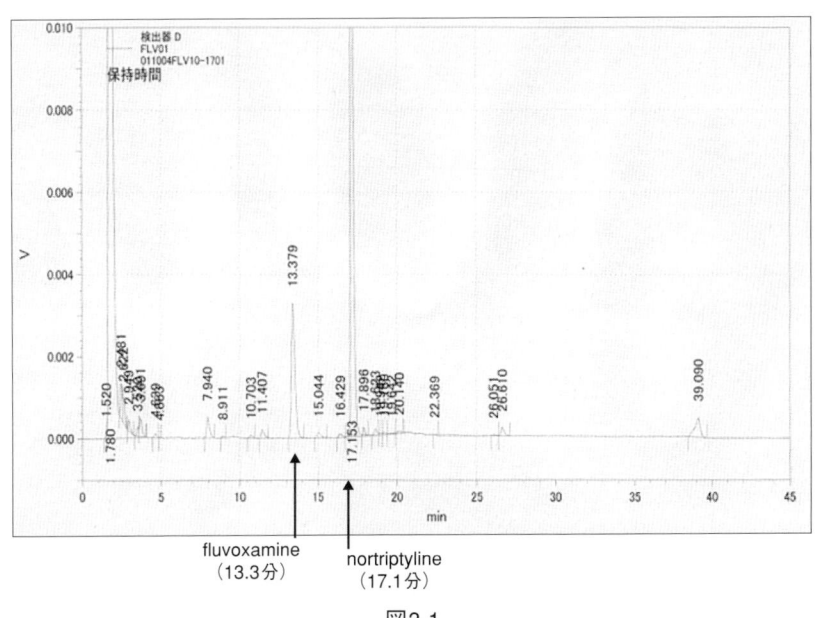

図3-1

部標準として使ったnortriptylineは17.1分にピークが出てきます。

4　結　　果

表3-3に結果を示します。症例AからDまで，各3回，血中濃度を測定しています。特に血中濃度が低い人にばらつきがみられますが，平均すると86％に減少するという結果になりました。

表3-3　結果

sample	透析直前(ng/ml)	透析直後(ng/ml)	変化率(％)
A	89.6	88.4	99
A	59.6	48.2	81
A	67.0	57.9	86
B	20.8	15.2	73
B	24.3	27.4	113
B	41.7	29.6	71
C	21.6	13.2	61
C	22.8	17.0	75
C	20.4	24.9	122
D	12.2	5.0	41
D	4.7	4.2	89
D	9.7	8.6	89
平均	32.9	28.3	86

5　考　　察

① 投与量に対する薬物血中濃度は非透析成人と比較して大きな差はみられなかった。

② 3時間の透析により薬物血中濃度は約86％まで減少した。Fluvoxamineの血中半減期を15時間として計算した3時間の血中濃度変化は87％であり，今回の結果は非透析患者と同等であると考えられた。

③ Fluvoxamineの血漿蛋白結合率は70～80％と高く，透析により除去されにくい性質であることが予想されたが，今回の結果で臨床での確認ができた。

④ 本邦で発売中のSSRI，SNRIのうち，paroxetineの血中濃度はクレアチニンクリアランスが30～60ml/分で健常人の2倍，30ml/分以下では4倍に上昇することから，注意が必要である[2]。またmilnacipranも尿中排泄率が高いことから血中濃度が上昇する傾向にあり，注意が必要である[3]。

⑤ Fluvoxamineは，血液透析が必要な腎機能不全患者において，用法，用量を

調節する必要がなく，安全性に優れた薬剤であると考えられた。

文　献

1) Harris, R. C.: Suicide as an outcome for medical disorders. Medicine, 73; 281-296, 1994.
2) 川嶋義章他：SSRIの体内動態と血中濃度．医薬ジャーナル，35; 1329-1334, 1999.
3) 高橋明比古他：抗うつ薬塩酸ミルナシプランの第Ⅰ相試験．臨床医薬，11; 3, 1995.

質疑応答

——慢性腎機能障害で透析を受けていても，健康な方と同じぐらいの量のfluvoxamineを投与してよいということですか。

伊賀　そうですね。教科書的には「少ない量から使いなさい」と書いてありますが，今回，4名だけですが，投与量に対する血中濃度がほとんど同じデータでしたので，今回の結果だけからですが，投与量を調節する必要はないのではないかと考えております。

——非常にprimitiveな質問で申しわけないのですが，fluvoxamineが代謝されるのは肝臓ですね。

伊賀　はい。

——そうすると，透析によって血中濃度が左右されるということはまったくないということですか。むしろ3時間後の減少は肝臓の代謝によって下がるだろうと，そんなふうに考えてよいですか。

伊賀　そうですね。Paroxetineなども肝臓で代謝されますが，腎機能が悪いと上がるということで。

——そうすると，paroxetineやmilnacipranは，透析に対する反応が違うと考えてよろしいですか。

伊賀　そうだと思います。

——案外，これは何かの特徴かもしれませんね。これとは別の，作用機序のまったく違うようなものを指摘されて，paroxetineとfluvoxamineの違いはあるかもしれないけれども，何かつながるような気がしたので質問をしてみました。

伊賀　何例かmilnacipranを投与したことがあります。

——Milnacipranも増えるのですか。

伊賀　はい。血圧が上がったりします。

——腎透析をしたら，paroxetineもmilnacipranも濃度が落ちる可能性はあるのですね。

伊賀　むしろ上がるほうですね。
　——血中濃度が上がるということですか。
　伊賀　はい。透析している患者さんの場合，「血中濃度が上がるので，少ない量から始めなさい」というのが基本のようですが，fluvoxamineはそんなに影響を受けません。
　——それはよくわかりました。腎機能が落ちると，血中濃度が上がるという部分があるというのでしょうか。
　伊賀　そうですね。
　——透析をしたら，それがもちろん下がる可能性があるのではありませんか。しかし，透析にはそれは全然影響を受けないということもあるかな。それはまだ研究をなさっていないので，簡単に言えないと思いますが。
　伊賀　はい。
　——そのあたりに対する先生のspeculationはいかがですか。
　伊賀　透析をしても，たぶん血中濃度は上がったままだと思います。
　——影響を受けないのではないかということですね。
　伊賀　はい。
　——ありがとうございました。

4 社会不安障害と抑うつ状態の併存にfluvoxamineが有効であった1例
― 臨床的関与を中心に ―

樽味 伸* 黒木 俊秀* 神庭 重信*

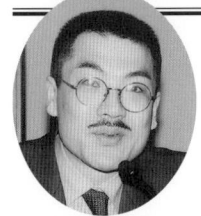
樽味先生

1 はじめに

社会不安障害（social anxiety disorder: SAD）と抑うつ状態の併存にfluvoxamineが有効であった1例を経験しましたので，臨床的関与を中心にご報告します。

2 症 例

1）症例の概要
24歳，男性，専門学校生。
【主訴】人と話すのが不安で怖い，常に気持ちが落ち込んでいる。
【現病歴】F県の出身で中学校までは明るく，友人も多いほうだった。地元の高校に進学したが，そこでクラスのリーダー的な人といさかいがあった。そのあとクラスで浮いた感じになり，目立たないようにしようと考えて人間嫌いになった。

その頃から，人と話すとき，相手が何を考えているか不安になって緊張し，うまく話せなくなった。東京の大学に進学後も似たような状態で，ゼミの発表なども緊張してうまくできず，それで落ち込むことが多かったという。親しい友人は何人かいたが，知らない人の前ではぎこちなくなってしまうことを悩み，そのため大学の学生食堂はほとんど利用しなかった。公務員を目指したが，不合格で，大学卒業後，郷里のF県に戻り，地元の公務員試験専門学校へ進学した。

不安や緊張は故郷に戻ってもまだ強いままで，先のことを考えて憂うつになり，インターネットで「社会不安障害」のことを知り，精神科を受診した。

＊九州大学大学院医学研究院精神病態医学

【現症】年齢相応の服装や相貌。線の細い，やや伏し目がちの青年。緊張は強いが，自分の状態をきちんと伝えようとする。社会的交流場面や人前での行動にほぼ限局した不安，緊張を呈する。関係念慮が強いような加害感や被害感は認められなかった。同時にあまり覇気がなく，自信もなさそうで，抑制症状などは目立たないが，自己評価が低く，抑うつ的であった。入眠困難と中途覚醒，早朝覚醒もあった。
【診断】簡易構造化面接（M.I.N.I.）にて，社会不安障害と大うつ病エピソードを診断された。社会不安障害の評価尺度であるLSAS（Liebowitz Social Anxiety Scale）はトータルで39点と，中等度の病的レベルだった。また，うつの症状としてはHAM-D（Hamilton Rating Scale for Depression）で20点と，中等度の抑うつ症状だった。
【治療】Fluvoxamineの服薬を始め，2週間に1回，外来通院。

2）臨床的対応

　まず薬物療法としては，fluvoxamineを初期用量25mg/日から開始し，2週目から50mg/日。吐き気などの消化器症状は出現しませんでしたので，10週目からは100mg/日まで増量しました。

　並行して精神療法としては，主題として「相手の反応をうかがいながら自分の振る舞いを調整するのは，それが不安や緊張を生むものであったとしても，同時にそれはあなたに備わった気遣いや気働きの能力でもあろう。またときには気を回しすぎて気疲れするのだろう」という話をしていました。一方，森田正馬先生の受け売りの言葉ですが，「症状をなくそうとすることは，厚顔無恥の無神経の恥知らずになろうとすることとどのように違うのだろうか」という話も少ししました。刺激場面を特定したり，特異的な認知と反応行動を意識化させて変化させるような，いわゆる正統的な認知行動療法のアプローチはとっていません。

3）私の考えたことと，本人への提言

　図4-1に示すように，fluvoxamineの内服を開始した0週から始まって，経過は非常によく，fluvoxamineは有効であったということがわかります。

　大体10週目頃に私は次のようなことを考えていました。

① LSASは39点から15点ぐらいまで落ち，HAM-Dも20点から11.5点（8週目）と，経過は良好であり，fluvoxamineは対人場面での不安症状および抑うつ症状に対して有効であろう。

② 不安や緊張は，大丈夫な日もあれば，少し高まる日もあるようだ。その感覚は，私が推測するよりも本人がいちばんよくわかっているのだろう。

③ Fluvoxamineの用量と血中濃度の相関はparoxetineと異なってマイルドである。つまり増減に関しては安全性が比較的高いと考えられる。

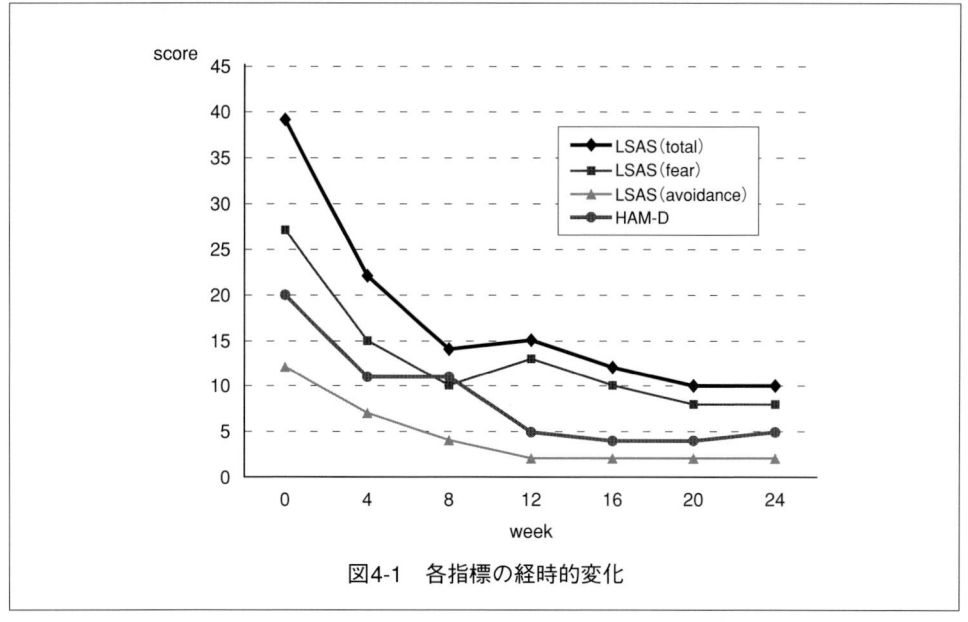

図4-1　各指標の経時的変化

④　この青年は，それまでの私との臨床的なやりとりの中で，無節操な心理的な依存を醸し出すような行動パターンがまったくみられなかった。だから，たぶん，服薬行動も無節操にはならないだろう。

そこで，10週目に症状がほぼ軽快・安定した時点で，私は以下のような提案をしました。

①　本人に服薬量の一部を任せる。まず最初，基本量100mg/日に加え，25mg/日分を本人の分担とする。不調のときは25mg/日を上乗せ，大丈夫なら，そのままで，自己調節する。

②　自分の感覚と相談しながら，これからしばらく，自分でやりくりしてみよう。

そして，以下のような注意点を述べました。

①　基本量と自己調節量の配分は，厳密に守ること。

②　自己調節分の錠剤を「飲む／飲まない」については，決して罪悪感をからめないこと。風邪薬を飲むときに罪悪感をもつ人はいないので，そういう感覚で迷うのはよい。

実はその裏には私なりのトリックがありました。最初の2週間，要するに10週目から12週目はおそらく100mg/日で維持できるだろう，本人に渡した25mg/日の上乗せはほとんど不要だろうと考えていました。それが本人にとっては「上乗せせずにすんだ」ことで，ちょっとうれしい感覚になるだろうと思ったのです。

すると予想どおり，25mg/日の上乗せは使わず，予想以上にうれしそうでした。12～16週は，100mg/日の中で，今度は半分の50mg/日を本人の分担としてやって

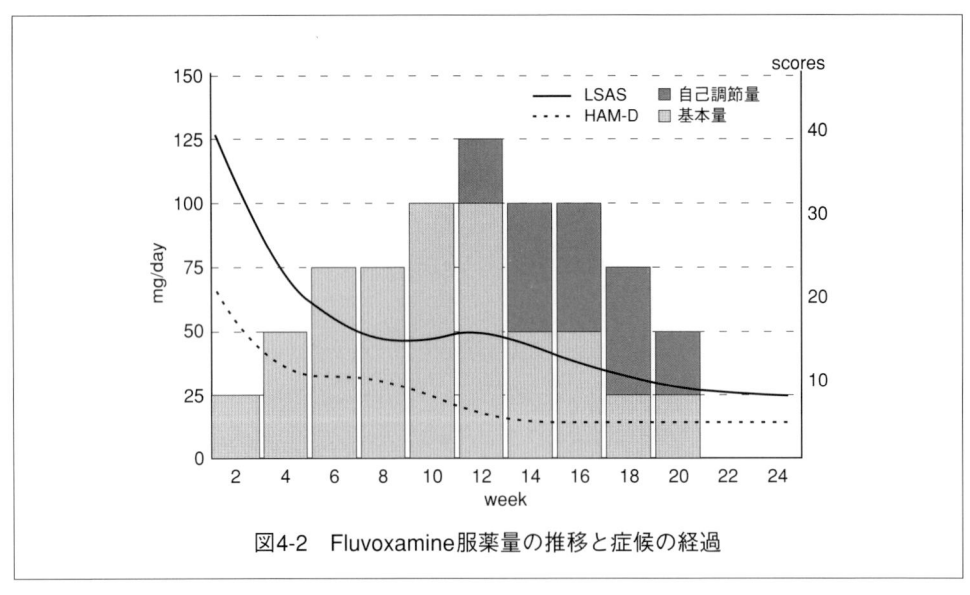

図4-2 Fluvoxamine服薬量の推移と症候の経過

みようという話し合いをしました。本人には調節しやすいように，25mg錠を2錠渡していました。大体，上手に使いながらやっていました。必要以上に飲むことはありませんでした。今度は本人のほうからも「やってみたい」ということで，16週目以降は，さらに基本量を25mg/日に減らしました。自己調節用の分とあわせて全体量も75mg/日，50mg/日と漸減していきました。私もなんとなく心配でしたので，必要なときはきちんと服用するように言いましたが，「大丈夫です」と笑うようになっていました。20週目以降になると，全然飲まなくなり，「何か処方しようか」と言っても，「薬が残っているのでいいですよ」と言うようになりました。2週間に1回，状況だけ報告してくれるようになっています。

経過を通じて，不安や抑うつなどの悪化はありませんでした。専門学校はきちんと通うようになり，資格もとりました。今は一般企業の就職面接も同時に受けている状況です。

図4-2に経過をまとめました。

3 まとめ

SADと抑うつの併存する症例にfluvoxamineが有効であった症例を報告しました。

経過の後半からはある程度，服薬量の自己調節を促し，本人も上手にやりくりできました。それがおそらく本人の自分に対する統御感の育成につながった可能性があり，自己効力感を高める契機になり得たのではないかと思います。自分をコントロールできる力や，自分に力があるという感覚の育成は，特に青年期のSADや抑うつの治療に重要な役割を果たすのではないかと考えます。自由度の高い治療行為を

可能にするには，血中濃度の変動が緩やかである薬剤が望ましく，その点でfluvoxamineは臨床的に自由度の高い治療を可能にする，使いやすい動態を示すように思います。

　ただし，薬物や対人的な依存傾向が非常に強い症例には危険ですので，このような処方は患者さんを選ぶ必要のある限定的なものかもしれません。

質疑応答

　——効果を維持しながら，いかに薬を減薬，中止していくかという1つのストラテジーについて，実に見事な工夫がなされたと大変感心しました。この方法をもう少し広く一般化させ，薬物療法においての減薬や中止での不安をいかに抑えながらやるか，といったことに応用できますか。たしかに先生がおっしゃっているように，依存傾向の強い場合は危険であるというように限定はあるかもしれませんが。

　樽味　たしかに減らそうとするときに「罪悪感をからめるな」と言っても，無理に減らそうとすることで不安がまた高まるという方もおられます。あまりscientificな話ではなくなるのですが，そういう場合は患者さんとの話の流れを変えていきながら，本人が飲み続けてちょうどよいぐらいの薬の量を探して，「どれぐらいの量を飲んだらいいか，一緒に考えよう」というように，ちょっと主題をずらしていくことで，わりに問題になることはないような気がします。あまりにも依存傾向が強そうな患者さんや，「もうちょっと性格を明るくしたい」「人格を変えてほしい」というような訴えで訪れた患者さんには，こういうストラテジーは使わないようにはしています。

　——MDDの場合，4～6カ月ぐらい抗うつ薬治療を維持することが多いのですが，今回の治療は結構早く切られていますが，そのへんはどのようにお考えですか。

　樽味　たぶん大うつ病と考えるかどうかということにからんでくると思います。厳密には，まだ僕の中でも結論は出ていません。タイトルを「大うつ病の併存」とせずに「抑うつ状態の併存」としたのもそのためです。ご質問からそれるかもしれませんが，大うつ病性障害であるかどうかの見立てと，SADとの合併については，SADの症状だけを出して抑うつ状態をまったく呈さない人のほうが，私の印象としては逆に健康度が低いのではないかという気もします。SADがあって，自分の将来をなんとなく悲観しているうちに抑うつ的になっていくという流れのほうが，実は心の柔軟性をちゃんともっている人のような印象があります。ただ，構造化面接という人工的な面接の中では，どうしても「合併している」「併存している」というふうには出てくるわけです。もちろん，もう一方としては，本当にいろいろな要因も重なってのシビアな大うつ病性障害とシビアなSADを合併する例も出てくるだろうとは思いますが，それをどのように見分けていくかは，私の能力を超えているよ

うな気がします。ただ，この患者さんの場合でも，もしも抑うつ状態が悪化してくるようなら，すぐに増やす段取りをつけていたのは確かです。

——治療操作として，自分でコントロールするという，患者さんの万能感をくすぐるような感じの設計をされたわけですよね。

樽味 はい。

——薬もコントロールするけれども，実は先生もコントロールできるという部分が，彼の中にあるわけですね。それは対人場面で圧倒されていた人をコントロールするという体験をさせて，喜びを経験させるという技法ですね。だから，それだけでも僕はかなり治療的な意味があったのだと思います。それに加えて，fluvoxamineなどの薬物の果たす役割ですが，治療的な技法の中で，どんなふうにお考えですか。つまり，例えばparoxetineやベンゾジアゼピン系の薬物でも，そういうことが可能なのか，それともやはりfluvoxamineがよかったという印象をもっておいでなのでしょうか。

樽味 非常に治療をスムーズに短縮できるという意味では，SSRIがよいとは思います。Paroxetineとの比較ですが，paroxetineを増減すると身体に離脱の問題などが出やすいような印象がありますので，私自身はfluvoxamineがよいと思っています。

——そうすると，ベンゾジアゼピン系とは違うという印象をおもちなのですね。

樽味 そうです。依存性の問題も含めて，あまり好んでは使いません。ベンゾジアゼピン系でも可能かもしれませんが，少し退行的になるようなときがあり，それよりもfluvoxamineのほうが理に適っているような気がします。あまり科学的裏付けはありません。

——それは，我々，臨床家が臨床的にみていく以外にありませんが，ベンゾジアゼピン系とfluvoxamineの作用機序の違いのようなものをお感じになったことはないわけですね。

樽味 そうですね。ただ，抗不安効果と抗うつ効果も含めてですけれども。

——いずれも抗不安作用があるといわれていますね。

樽味 はい。薬理学的なところはわかりませんが，気持ちの踏ん張りを緩めすぎてしまうところが，ベンゾジアゼピン系にはあるような気がします。それで不安は下がるけれども，すべてが「あなた任せ」になってしまうような，「治療者任せ」になってしまうようなときがあるという印象です。

5 混合性不安抑うつ障害に対するfluvoxamineの効果について

千鳥 正三*　西村 良二*　浦島 創*
塚田 泉*　山口 りえ*

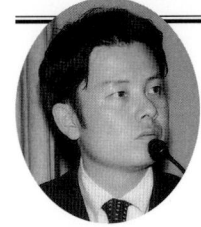
千鳥先生

1 はじめに

　現在，福岡大学病院精神科外来において，混合性不安抑うつ障害（mixed anxiety and depressive disorder：MAD）の患者さんに対するfluvoxamineの効果の試験を行っております。現在のところ，10症例を試験に導入しており，今後もさらに導入予定です。今回は終了した5症例について，ご報告をします。

　Fluvoxamineはうつ病はもちろんですが，さまざまな不安障害に対して有効であるという報告があります。表5-1に示したように，パニック障害に対してはBoerら，社会不安障害に対してはSteinら，強迫性障害に対してはGoodmanら，心的外傷後ストレス障害（PTSD）に対してはMarmalらがfluvoxamineの有効性を報告してい

表5-1　Fluvoxamineが有効な不安障害

不安障害	
パニック障害（300.01，300.21）	Den Boer and Westenberg（1988）など
広場恐怖（300.22）	
特定の恐怖症（300.29）	
社会恐怖（社会不安障害；SAD）（300.23）	Stein et al.（1999）など
強迫性障害（300.3）	Goodman et al.（1990）など
心的外傷後ストレス障害（PTSD）（309.81）	Marmal et al.（1996）など
急性ストレス障害（308.3）	
全般性不安障害（300.02）	
…{一般身体疾患を示すことによる}不安障害	
特定不能の不安障害	

高橋三郎，大野裕，染矢俊幸訳：DSM-IV-TR（精神疾患の分類と診断の手引）．医学書院．

*福岡大学医学部精神医学教室

表5-2　気分障害と不安障害の併存

(%)

診断	一般人口あたり有病率	不安障害患者の大うつ病有病率	大うつ病患者の不安障害有病率	大うつ病に先行する不安障害率
パニック障害	1.4～2.9	56～73	10	29
社会不安障害	1.7～3.8	15～21	27	65
全般性不安障害	1.9～6.6	62～67	17	63
外傷後ストレス障害	1～13.8	37～48	20	53～78

Kaufman, J. et al.：Depression and anxiety, 12/Suppl. 1; 69-76, 2000.

ます。

　表5-2は，気分障害と不安障害の併存について示したものです。ここに示すさまざまな不安障害と大うつ病が併存する割合は，それぞれ比較的高いものになっています。一方，大うつ病に種々の不安障害が併存する割合は10～27％と報告されています。このように，うつ病と不安障害の併存は多いということがいわれています。

　今回，テーマとして取り上げたMADとは，不安症状と抑うつ症状がともに存在するが，どちらも別々に診断するほど重くなく，そしていくつかの自律神経症状が，間欠的にせよ，存在する場合をいいます。

　比較的，軽い症状がこのように併存している患者さんは，プライマリケアにおいてもよくみられ，多くの患者さんが一般人口の中に存在しているといわれ，近年，関心が高まっています。

2　対　　象

　今回，MADの患者さんに対して，SSRIの1つであるfluvoxamineを投与し，抗うつ効果と抗不安効果についての検討を行いました。対象患者はICD-10にてMAD（F41.2）と診断された患者さんのうち，以下の基準を満たす者としました。
① 年齢18歳以上。
② 原則として，fluvoxamine単剤の使用が可能。
③ HAM-D（Hamilton Rating Scale for Depression）スコアが18点以上，HAM-A（Hamilton Rating Scale for Anxiety）スコアが16点以上。これはHouckらが1998年に行ったMADの先行研究を参考に，cut off pointを設けました。

　このような組み入れ条件の患者さんのうち，研究の趣旨を書面で説明を行った上で同意を得られた患者さんのみを対象としました。

3 方　法

オープン試験によりfluvoxamineを初期用量50mg/日として投与し、担当医師の判断によるflexible doseとしました。HAM-D, HAM-Aを0, 2, 4, 8週, STAI（State-Trait Anxiety Inventory）, SDS（Self-rating Depression Scale）, CGI（Clinical Global Impression）を0, 8週にそれぞれ担当医師が評価しました。併用薬は原則として投与せず、睡眠薬を使用する場合は非ベンゾジアゼピン系睡眠薬zolpidem, zopicloneを可能な限り最小量を投与しました。

4 結　果

現在までに10症例を研究に導入し、うち3例が追跡不能です。理由は嘔気による副作用が1例、症状の軽快による自己中断例が1例、距離的なことから通院を中断した例が1例です。2例が現在も追跡中で、終了した5例について、今回、発表いたします（表5-3）。

表5-3　初診時 患者背景

性別	男性　4例　　女性　1例
年齢平均	34.4歳
初診時HAM-Dスコア平均（SD）	21.0（±4.18）
初診時HAM-Aスコア平均（SD）	22.6（±3.13）
初診時SDSスコア平均（SD）	56.6（±9.18）
初診時STAIスコア平均（SD）	128.2（±14.8）

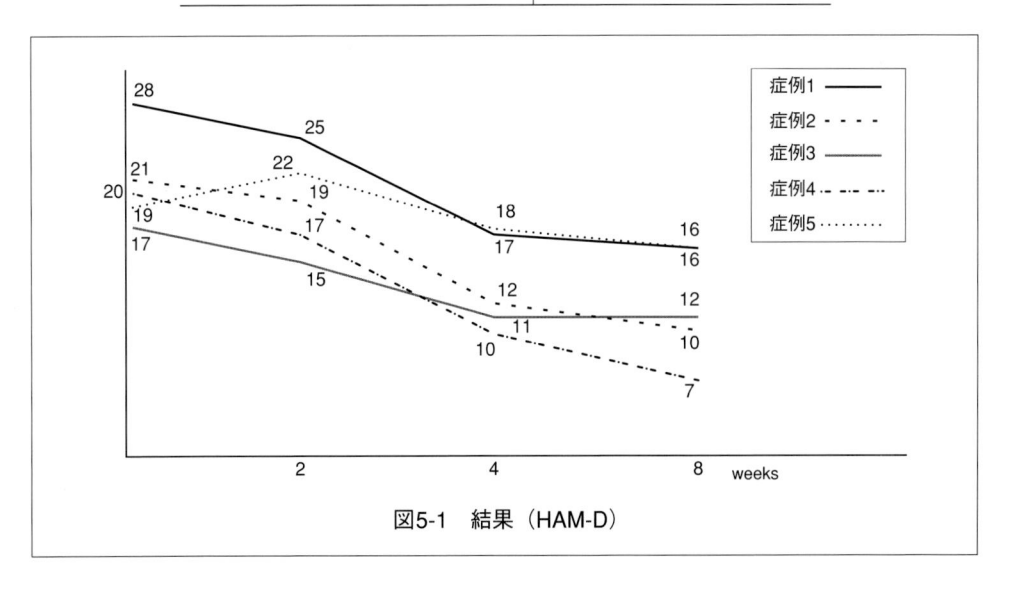

図5-1　結果（HAM-D）

HAM-Dの結果を図5-1に示します。特に4週目において大幅な改善を認め，症例2と症例4では，改善率が50％以上を示しました。図5-2はHAM-Aの経過です。こちらも特に4週目で大幅な改善を認め，症例3と症例4は最終的に50％以上改善しました。また投与前のCGIはスコア4の「中等度」が症例3，4，5の3例，スコア5の「著明」が症例1，2の2例でしたが，うち4例に減少がみられ，1ポイント減少が症例1と3の2例，2ポイント減少が症例2，4の2例でした。変化なしが1例ありました。

　図5-3は，初診時と8週後のHAM-D，HAM-A，SDS，STAIの各スコアの平均の変化をみたものです。5症例の平均HAM-Dは21.0から12.2に，平均HAM-Aは22.6から11.8に，平均SDSは56.6から45.0に，平均STAIは137.0から103.0に，それぞれ減少しています。Paired t-検定で，それぞれに有意差がみられました

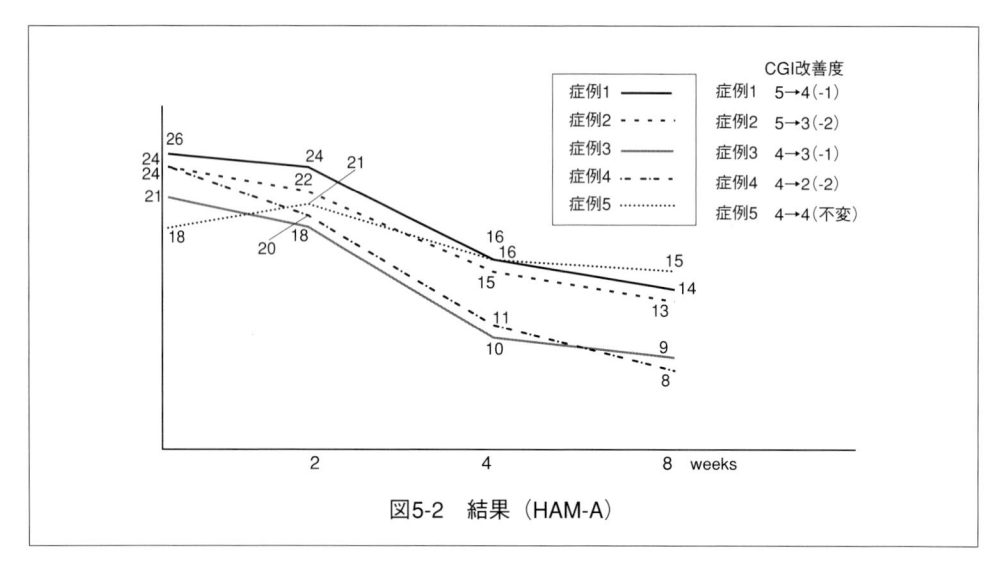

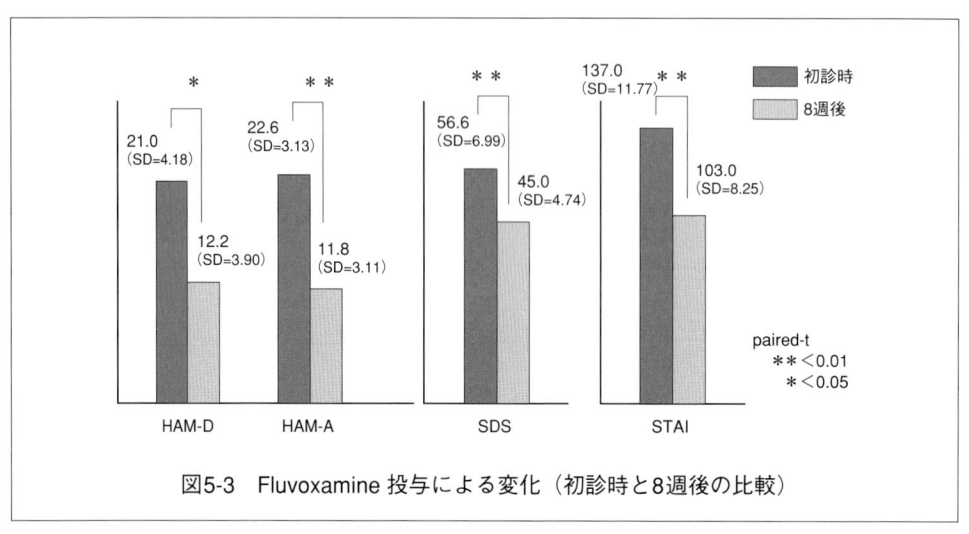

図5-2　結果（HAM-A）

図5-3　Fluvoxamine 投与による変化（初診時と8週後の比較）

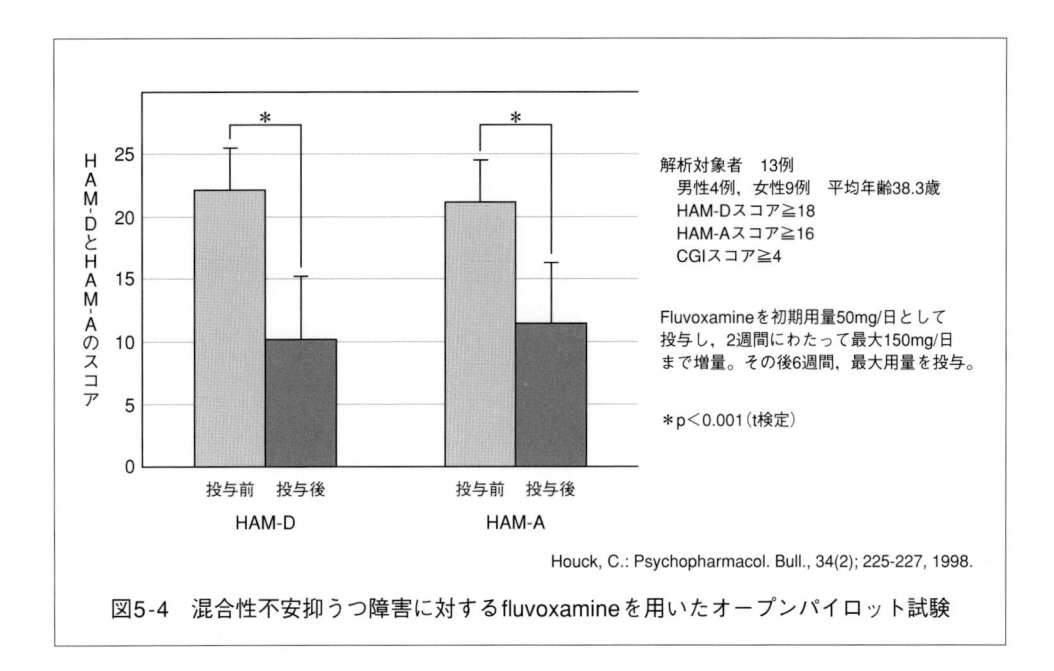

図5-4 混合性不安抑うつ障害に対するfluvoxamineを用いたオープンパイロット試験

解析対象者　13例
男性4例，女性9例　平均年齢38.3歳
HAM-Dスコア≧18
HAM-Aスコア≧16
CGIスコア≧4

Fluvoxamineを初期用量50mg/日として投与し，2週間にわたって最大150mg/日まで増量。その後6週間，最大用量を投与。

$*p<0.001$（t検定）

Houck, C.: Psychopharmacol. Bull., 34(2); 225-227, 1998.

以上の結果をまとめると，次のようになります。

① 5症例とも不安，抑うつ症状が併存するが，それほど重くなく，自律神経症状を伴っており，ICD-10におけるMADと診断するのが妥当と考えられる。

② Fluvoxamineは，MAD患者の不安および抑うつ症状の両方に対して改善効果を示した。

図5-4は，MADの13例の患者に対するfluvoxamineの効果を示したHouckらの報告です。Fluvoxamineを初期用量50mg/日として投与し，150mg/日まで増量し，HAM-D，HAM-Aなどの変化をみたオープンパイロット試験です。HAM-D，HAM-Aともに，fluvoxamine投与6週後において有意な改善作用がみられています。この結果は，我々の試験結果と一致しています。

5　結語および考察

Fluvoxamine（平均1日投与量180mg）は，MAD（5例）における抑うつ症状の改善とともに，不安症状も同時に改善しました。本結果は，Houckらの報告（1998）と一致するものでした。

または，抗不安，抗うつ効果が明らかにみられたのは4週間後からでした。Boerらが不安障害患者に対して行ったfluvoxamineとclomipramineの二重盲検試験においても，fluvoxamineとclomipramineと同等の効果を認めましたが，効果の発現は，clomipramineが2週間後からみられたのに対し，fluvoxamineは4週間後から認めたという報告をしています。

しかし，Boerらの試験では，fluvoxamineの投与量は100mg/日以下と少なく，不安障害に対するfluvoxamineの至適投与量が200mg/日以上であるという貝谷らの報告や，fluvoxamineの高用量や中置き期間の使用でさらなる改善を示す可能性があるというHouckらの報告から考えて，不安障害に対する十分量が投与されていたとは考えづらく，我々の研究におけるfluvoxamineの用量も平均180mg/日と十分量とはいえなかったことから，今後，fluvoxamineの十分量使用により，一層の効果と即効性が期待できると考えられ，至適投与量や効果発現について，さらなる研究を行う必要があると思われます。

質疑応答

　——除外診断として，適応障害はどのように除外されたのでしょうか。

　千鳥　MADの疾患概念が「不安と抑うつが同時に存在して，それほど重くなく，自律神経症状を伴った障害」と定義されていまして，この症例の中に適応障害も含まれているのです。そういう症状があって自律神経症状を伴っている人は，適応障害やほかの気分変調症なども特に除外せずに，症状に焦点を当てて，研究に導入しています。

　——一般的には，不安から出てきてうつが現れるのか，それとも不安とうつが同時に出てくるのか，うつが先に出てくるほうが多いのか，先生のご経験の中でお話しいただけますか。

　千鳥　僕は何かイベントがあって，同時に出てきているような印象を受けています。どちらが先でどちらが後というのは，この中の症例では特に感じたことはありません。うつの症状が先行して日内変動が強くあったり，制止症状があったり，明らかにbiologicalにもうつだと診断されるものは，最初に除外してあります。

　——私もそのあたりに関心があるのでお尋ねしますが，もうちょっと見方を変えると，患者さんは最初に「私はとにかく最近，おもしろくない」という言い方をするのか，それとも「何か不安だとか，緊張する」というような症状を訴えてくるのか，それとも両方とも同じように並べて訴えてくるのか，という点はどうでしたか。

　千鳥　最初に外来で来られたときの主訴としては，まず動悸，頭痛などの自律神経症状を訴えて，次に不安やうつについての訴えをされる方が多かったと思います。

　——そうすると，うつとか不安はこちらのほうからききだして，客観的に推定していく場合もあるのですね。

　千鳥　そうですね。うつとか不安の訴えをされない方は初診時にSDSとSTAIをとっていただくので，そこでわかることもあります。

　——例えば，「何もする気がしないんです」という訴えは，不安障害でものすご

く多いのです。そしていちばん前面に出てくるのです。よくよくきいていくと，「何もかも自信がなくなったものだから，やる気が起こらない」と。だから，「少し自信がついたらやりますよ」と言うけれども，本人は「やる気がない」と訴えるので，たいがい「うつ状態」ということで病棟に送られてくるというのが多いのです。そのあたりの検証はしているのでしょうか。

　千鳥　面接場面で，先生がおっしゃったような検証は特にしていませんでした。

　——チェックリストで点数が上がったから，「うつ」「不安」ととらえていらっしゃるのですか。

　千鳥　先生がおっしゃったような検証については，今後の参考にさせていただきたいと思います。

セミナー

新潟県松之山町における高齢者自殺予防活動
―うつ病を手がかりにした地域への危機介入―

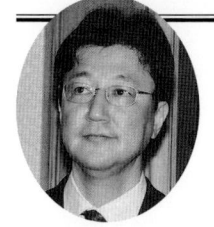

高橋　邦明*

1　はじめに

　1985年当時，新潟県東頸城郡松之山町は日本で一番高齢者自殺率が高い町として知られていました。100歳を越えるお年寄りが自殺してしまうこともあったのです。高齢者が自殺しなければいけないというのは，大変，心の重い話です。当時，新潟大学精神医学教室の助教授でいらっしゃった内藤明彦先生が「新潟県にいながら，新潟県のそんな状況を手をこまねいてみているのは医師の信義に悖る。なんとかして何かを始めなければいけない。かといって，自殺予防の方法が確立しているわけではないので，とりあえず手探りで始めてみよう」とおっしゃり，当時新潟県精神衛生センター長であった小泉毅先生と相談され，新潟大学が協力するという形で，新潟県の事業として，手さぐりで自殺予防活動を始めたのです。
　このようなきっかけで，新潟大学では1985年以来，豪雪・過疎地域である東頸城郡松之山町で，うつ病を手がかりに高齢者自殺予防活動を行い，高齢者自殺率が著しく減少するという成果を得ました。今日は，松之山町における高齢者自殺予防活動の実際についてお話しし，うつ病と自殺予防について考察します。

2　松之山プロジェクト

　松之山町は長野県との県境にあります。普段から雪は3～4mぐらい積もるところです。夏は風光明媚で，お酒は美味しいし，お米は美味しいし，温泉は良いしというので，我々，若い医局員などはその温泉に魅かれて行ってしまった口です。
　1985年当時，人口は4,300人，高齢者人口は930人。今は人口約3,000人，高齢者

---

*新潟県立小出病院精神神経科 診療部長（現：心療内科・精神科 高橋クリニック 院長）

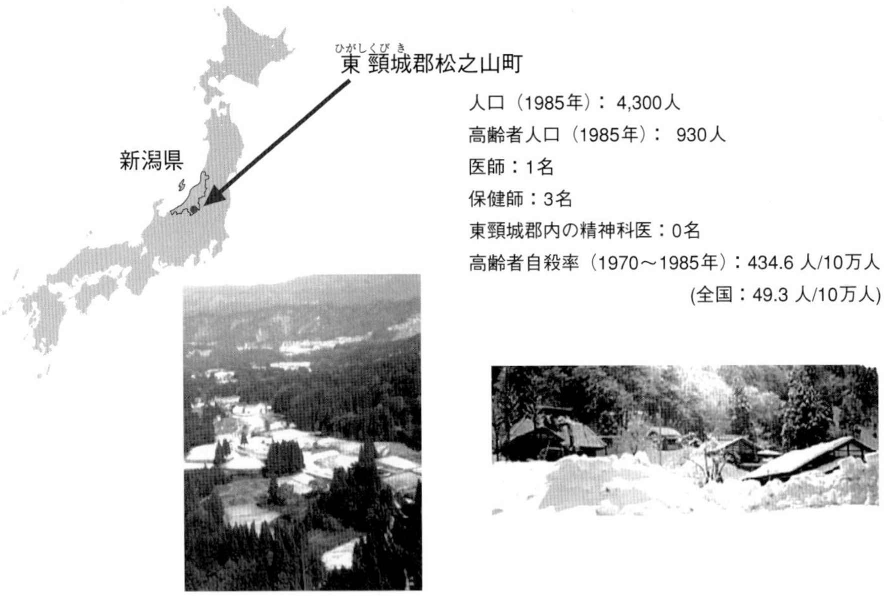

図1 松之山町の概要

人口（1985年）：4,300人
高齢者人口（1985年）：930人
医師：1名
保健師：3名
東頸城郡内の精神科医：0名
高齢者自殺率（1970～1985年）：434.6人/10万人
（全国：49.3人/10万人）

人口が1,200人ぐらいで，かなり老齢化は進み，過疎の地域です。ここに今も内科の医師が1人，保健師が3名います。松之山町は東頸城郡にありますが，東頸城郡の中に精神科医はいません。1985年頃，全国の65歳以上の高齢者自殺率は10万人あたり49.3人です。このときに松之山町は大体10万人あたり434.6人（1970～1985年の平均）でした。全国平均の9倍ぐらいだったわけです（図1）。

なんとかしようと思ったときに，次のようなことを考えました。私たちは精神科の医師ですから，日常の診療の中で，"健康な人でもうつ病になると死にたい気持ちが出てくる，そしてその死にたい気持ちはうつ病が治るとともに消えていく"ということを体験しています。また，今までの研究の中で，高齢者の自殺の7割，8割がうつ病と関係するといわれていました。そこで我々は，うつ病を手がかりにしようと考えました。自殺のおそれがあるうつ病高齢者を発見して，その人に適切な治療をすれば，その地域で高齢者自殺数を減少させることができるのではないかと考えたわけです。

我々はこの作業を「松之山プロジェクト」と呼んでいました。その松之山プロジェクトには，次のような3つの柱があります。
① 高齢者自殺の実態調査と老年期うつ病の疫学調査
② 自殺念慮のあるうつ病高齢者個人に対する働きかけ
③ 地域住民に対する教育・啓蒙活動

①の結果を踏まえた上で，②と③が並行して行われました。②の部分がいわゆる

「松之山研究」といって，皆さんのよくご存じのところだと思います。それと並行して，実は地域住民に対する教育，啓蒙もなされているのです。それぞれについて，少しずつお話をしたいと思います。

3 高齢者自殺の実態調査と老年期うつ病の疫学調査

　松之山町だけでは数が少ないので，東頸城郡全体の6町村の1973～1983年の高齢者自殺者に関する資料を，保健師さんにお願いしてみせていただきました。それを分析すると，いろいろなことがわかってきました（表1）。

　まず5月と10月にピークがあります。5月はこの地域では雪解けの時期なのです。連休明けに雪が解けると，一斉に農作業を始めます。田植えをします。11月になると雪が降り始めますから，10月はその前の時期です。10月中に稲刈りをします。つまり，雪解けの5月と，雪が降る直前10月のピークは農作業が非常に忙しい時期ということです。

　一日のうちでは午前11時と午後2時に多発しています。これは家の人が仕事で家から出ているときです。場所は自宅や自宅の近くで実行します。自宅の居間，納屋で首をつったり，それから近くの池のようなところに飛び込んだりするのです。確実に死ねる方法を選んでいます。

　独り暮らしのお年寄りは非常に力強い部分があって，少なくともこの資料の中では自殺者はゼロでした。2世代，3世代の家族の中で，しかも配偶者と死別して自分が何らかの身体の病気をもっている高齢者で，しかもうつ病状態と推測されるような，いわゆる"病苦"が自殺の原因とされている人が多かったのです。病苦といっても身体的には重い病気ではなく，ちょっと腰が痛い，脳卒中で軽度の麻痺があるという程度で，むしろ精神的にはうつ状態にあると推察されるような人が自殺していたわけです。家庭の中での心理的な孤立が問題なのではないかとも考えられました。

　これらのことから，まずうつ状態のケアが必要であろうと考えました。それから家族や近親者がこのような喪失体験の状況にある高齢者を援助できるように，教育

表1　東頸城郡における高齢者自殺の実態（1973～1983年）

- ■5月と10月にピーク（農繁期）
- ■午前11時と午後2時に多発（家人が仕事で不在）
- ■2世代，3世代家族（心理的孤立）
- ■配偶者と死別し，身体疾患をもち，うつ状態にあり，病苦が自殺動機と推察された者が多い
- ■⇒1）うつ状態のケア
　　2）家族や近親者が"喪失体験"状況にある高齢者を援助するよう教育・啓蒙

表2 老年期うつ病の疫学調査（松之山町）

大うつ病	有病率：1985年 4.8%，1986年 3.4%
	発病率：1.8%
小うつ病	有病率：1985年 2.9%，1986年 3.3%
	発病率：1.1%

や啓蒙が必要なのではないかということを考えました。

　同じ時期に松之山町と同じ東頸城郡にある大島村のうつ病の疫学調査をしました。65歳以上全員に自己評価うつ病尺度（Self-rating Depression Scale: SDS）を配り，訪問してほとんど全員を診察しました。東頸城郡の大島村という村は，東頸城郡6町村の中で，なぜか高齢者の自殺率が全国平均なのです。他の5町村は高いのです。それで大島村と松之山町を比べてみました。

　表2は松之山町のデータです。研究用診断基準（Research Diagnostic Criteria; RDC）診断による，大うつ病（major depression），小うつ病（minor depression）の有病率と発病率です。実は大島村のデータは全国平均的なデータに近いのですが，大島村のデータと松之山町のデータを比べても5%の有意差はないのです。最初，我々は，松之山町はきっとうつ病が多いに違いない，だから，とにかくうつ病をなんとかすればよいのだ，と考えていたのです。ところが，東頸城郡の中で自殺率が全国平均に近い大島村と比べても，有意差がなかったのです。

4　自殺念慮のあるうつ病高齢者個人に対する働きかけ

　それでは，何を見つけて，何をフォローしたらよいのだろう，ただうつ病だけを見つけるのではいけないのではないか，と考えました。そこで「死にたい，死に急いでいる，死ぬ気持ちが強いような高齢者」をなんとか見つけなければいけないというふうに変わっていきました。つまりsuicidalなうつ病を見つけようということです。

　そのあと，2つのことが並行してなされます。1つは個人に対するアプローチ，もう1つはまわりの人たちに対するアプローチです。まず個人に対するアプローチについて，お話しします。

　1985年と1986年にうつ病の調査をしましたが，その調査をしている間に，またばたばたとお年寄りが亡くなっていきました。わずかな人口の町で1年間のうちに6人か7人ぐらいのお年寄りが自殺で亡くなっていったのです。これはもう原因や方法論を論じている余裕などなく，手探りで実践していくしかないと考え，なんとか危機介入を試みました。

図2がその方法です。スクリーニングとして高齢者用の新潟式のSDSを作り，毎年7月頃に65歳以上のお年寄りを調査しました。新潟式SDSは別の地域で有効性を確かめています。身体項目の「耳鳴りはしますか」などというダミー項目を入れて，お年寄りが書きやすいような形にし，100点満点で60点以上はうつ病の可能性があるという形にしました。カットオフポイントは60点です。

　うつ病の可能性があると思われるSDS60点以上の人をまず選定します。そして，精神科医と保健師さんがペアになって1軒1軒訪問し，RDCによってうつ病の診断をしました。うつの可能性がある人をSDSで調査していくだけでしたら，それほど大変でもないかもしれません。しかし，実際いちばん大変なのは，精神科医がちゃんと1人1人診断をして，「この人はうつ病である」「この人はかなり差し迫った感じがある」というふうに診断していかなければいけないというところです。

　夏に3日ぐらい泊まり込んで訪問診療をして，ケースカンファレンスを行いました。3人の保健師さんでは間に合わないので，地域の保健所から人を借り，我々のような若い医局員を動員しました。3年以上の経験がある精神科医でないと1人で訪問には行かせてもらえませんでした。診察して帰ってくると，その日のうちにカンファレンスをするわけです。精神科医は治療方針を決定します。「この薬をこのぐらいの量でこのぐらいの期間やってほしい」ということを，かなり具体的に述べま

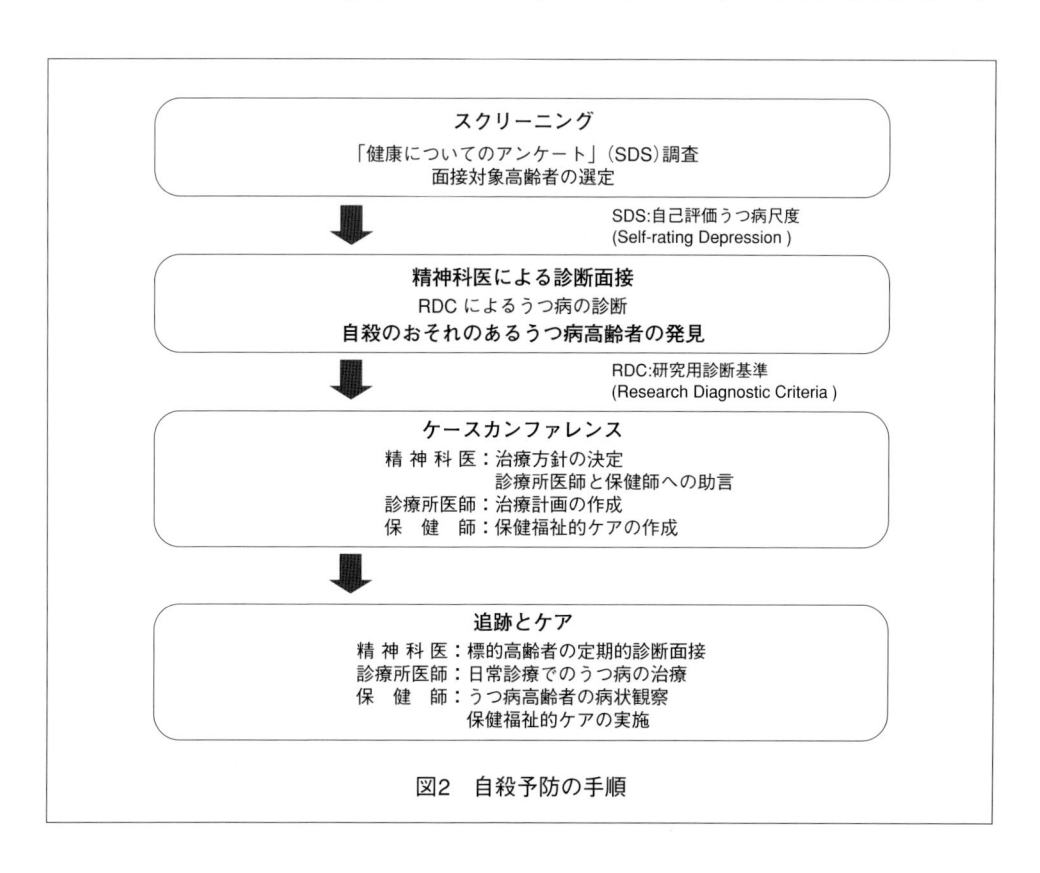

```
┌─────────────────────────────────────┐
│           スクリーニング             │
│  「健康についてのアンケート」（SDS）調査  │
│         面接対象高齢者の選定          │
└─────────────────────────────────────┘
              │
              ▼         SDS：自己評価うつ病尺度
                        (Self-rating Depression)
┌─────────────────────────────────────┐
│         精神科医による診断面接        │
│         RDC によるうつ病の診断        │
│     自殺のおそれのあるうつ病高齢者の発見   │
└─────────────────────────────────────┘
              │
              ▼         RDC：研究用診断基準
                        (Research Diagnostic Criteria)
┌─────────────────────────────────────┐
│          ケースカンファレンス         │
│  精 神 科 医：治療方針の決定          │
│              診療所医師と保健師への助言 │
│  診療所医師：治療計画の作成           │
│  保　健　師：保健福祉的ケアの作成      │
└─────────────────────────────────────┘
              │
              ▼
┌─────────────────────────────────────┐
│             追跡とケア               │
│  精 神 科 医：標的高齢者の定期的診断面接 │
│  診療所医師：日常診療でのうつ病の治療   │
│  保　健　師：うつ病高齢者の病状観察    │
│              保健福祉的ケアの実施      │
└─────────────────────────────────────┘
```

図2　自殺予防の手順

す。うつ病と判断されても，なかなか郡外の精神科の病院まで行けないので，その診断計画をもとに，地元の診療所医師に治療をお願いしたわけです。

あとで考えると，この診療所医師の力が非常に大事であったことがわかります。診療所医師は内科の先生なので，内科で手に負えなくて，郡外の精神科の病院にこちらがお願いをして入院させてもらったり，というように，直接的な危機介入もありましたが，多くの場合は，ピックアップしたうつの患者さんを具体的に診てくださいという形でお願いしました。

保健師さんには，保健福祉的なケアを作成し，治療には至らないようなお年寄りのところに何度も足を運んで，顔を見て「大丈夫かい」「元気にしているかい」と話しかけ，つながっていてください，ということをお願いしました。

これが毎年夏のことです。自殺が多いのは，雪の降り始めと雪解けのときです。ハイリスクと判断された人には，11月と翌年の4月の終わり，あるいは5月の初めにも訪問しフォローしました。こうやって，1年が回っていきます。それがもう19年になるわけです。

5 地域住民に対する教育・啓蒙活動

それと同時に進行したのは，お年寄りを支える人たちへのアプローチです。国立犀潟病院におられた後藤雅博先生を中心に「心の健康づくり相談会」をやっていただきました。現在，後藤先生は新潟大学医学部保健学科の教授になられています。1980～1992年の間に延べ185回にも及ぶ相談会を開き，小さいグループに対しての働きかけをしていきました。例えば老人会や20人，30人の集落，婦人会，民生委員，町役場の職員，いろいろな小さいグループを訪れて話しました。相談会は，精神保健スタッフ（精神科医，保健師，精神保健相談員）と住民が参加する形をとりました。最初の3年は精神科医が行っていましたが，あとは保健師，保健相談員と住民という形に変わっていきました。高齢者自殺の問題を自分たちの問題として捉えていないところがあったので，それを全体の問題として投げかけ，直接，話し合う機会を作りました。言葉に出して「これはどういうことなんだろうね」と投げかけるような行動をしたわけです。

相談会において，高齢者自殺の原因としては，次のようなことがあげられました。
① 自殺者個人の問題
② 自殺者の家族の問題
③ 町の制度の問題
④ 弱者切り捨ての理論
⑤ 地域の文化の問題
⑥ 豪雪・過疎などの社会条件

⑦　不可解な何物か

　最初のうちは,「そんなの,死ぬ人の個人的な問題でしょう。我々が介入する必要はないんじゃないですか」「それは家族に問題があったんじゃないか」「ちゃんと助けない町の制度が悪いんじゃないか」「弱者が切り捨てられるのが当たり前でしょう」と言う人もいました。一方で,「昔からこちらの家とこちらの家の境に太い木があって,その太い枝振りのところで婆ちゃんは首を括った。私も働けなくなったら,あそこの木で首を括るんだ。そういうものがあったりするんだよ」と保健師さんに聞かされたりしました。そういう文化の問題もありました。つまり,むしろ自殺を推奨しているような,「歳をとって働けなくなったら,死んだほうが皆のためなんだ」というような文化が,表向きではないにせよ,裏では脈々と流れているということです。それから「豪雪・過疎が悪いんだ」「そんなもの,言葉ではわからないよ。何かがあるんだよ」と言う人もいました。けれども大事なことは,こういうことをちゃんとみんなで話し合えたということなのです。

　相談会の結果,次のような効果がありました。
① 高齢者自殺やこれを取り巻く環境について,地域住民がそれぞれに「自分の問題」として受けとめられるようになった。
② 周囲の人たちにうつ病高齢者を援助できる雰囲気ができていった。
③ 保健師が身近な存在となり,情報が入りやすくなり,相談件数も増えた。

　高齢者自殺やそれを取り巻く環境について,地域の住民がそれぞれに「ああ,それはひょっとしたら自分たちの問題なのかもしれない。支える側の問題なのかもしれない」と考えるようになりました。また,いろいろな話をとおして,「うつ病というのはこういう病気です。ちゃんと治療すれば,治る可能性が非常に高いんですよ」という話を当然するわけです。ですから,うつ病高齢者を援助できる雰囲気ができていきました。そして,保健師そのものが身近な存在となって,住民の情報が保健師に伝わりやすくなり,相談件数も増えました。「困ったときには相談すればいいんだな」ということで,顔がつながっていったということです。

6　松之山町における高齢者自殺予防活動の成果

　図3は松之山町における,1970～2000年の間の高齢者の自殺率です。1985年に疫学調査をしました。1986年に2回目の疫学調査をしたあとから自殺予防活動を始めたわけです。

　介入する前の斜線グラフの部分と比べると,介入したあとの灰色のグラフの部分は明らかに減っていることがわかります。2000年で切っているのは,ここで長年関わってくださった診療所医師が替わったのです。海軍兵学校を出たような高齢の非常に立派な方です。当時もう60歳を過ぎていらっしゃいましたが,若い医師である

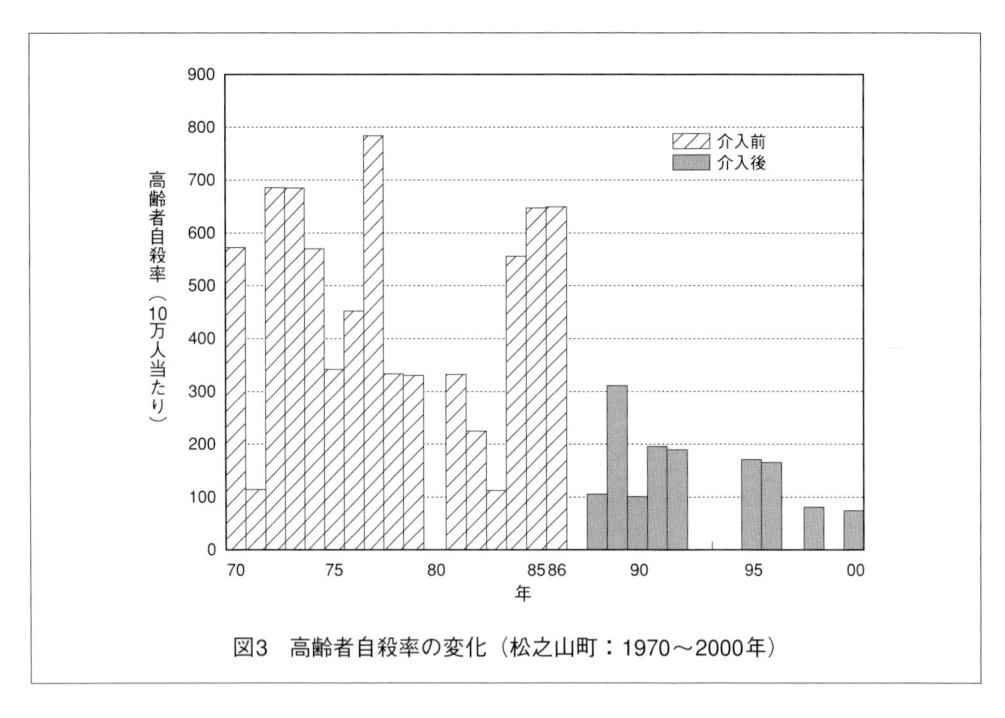

図3　高齢者自殺率の変化（松之山町：1970～2000年）

我々の話をちゃんと聞いてくれて，「私は内科としては一人前だけれども，精神科としては先生のほうが先輩だから，先生がきちっと出した処方に従ってやりますよ」と言ってくださいました。後半になると，その先生がはじめから，「この状態はうつ状態かもしれないな」と，ちゃんと抗うつ薬や睡眠薬を出して，初期の治療をやってくれるようになりました。だから，この診療所医師の力が非常に大きかったと考えています。先生が替わったあとは，一時的に自殺者が若干増えましたが，この活動を続けていきましたので，そのあとは同じぐらいのレベルでつながっています。

　図4に示したように，1970～1986年の17年間と，1987～2000年の間のデータを比較すると，松之山町だけ明らかに減っています。このような効果が得られたということです。

　しかし，自殺予防活動をしても，100％防げるわけではありません。約15年間に15人の方が自殺されました。そのうち我々が訪問したのは10名です。訪問したくてもできなかったのが5名。この5名はSDS自体を拒否した方，それからSDSに全部，明らかに端っこに○を付けてくる人，それから転入してきたばかりで，名簿から漏れてしまったという人です。ですから，我々があらかじめ診察していたのは10名です。10名のうち，大うつ病と診断していたのは8名で，残りの2名はうつ病と診断されていませんでした（表3）。つまり自殺された高齢者の80％はうつ病という診断がなされていた，ということで，うつ病高齢者をピックアップして治療することで自殺予防をするのは1つの方法論として有効である，ということが証明されたわけです。

図4　高齢者自殺率の減少

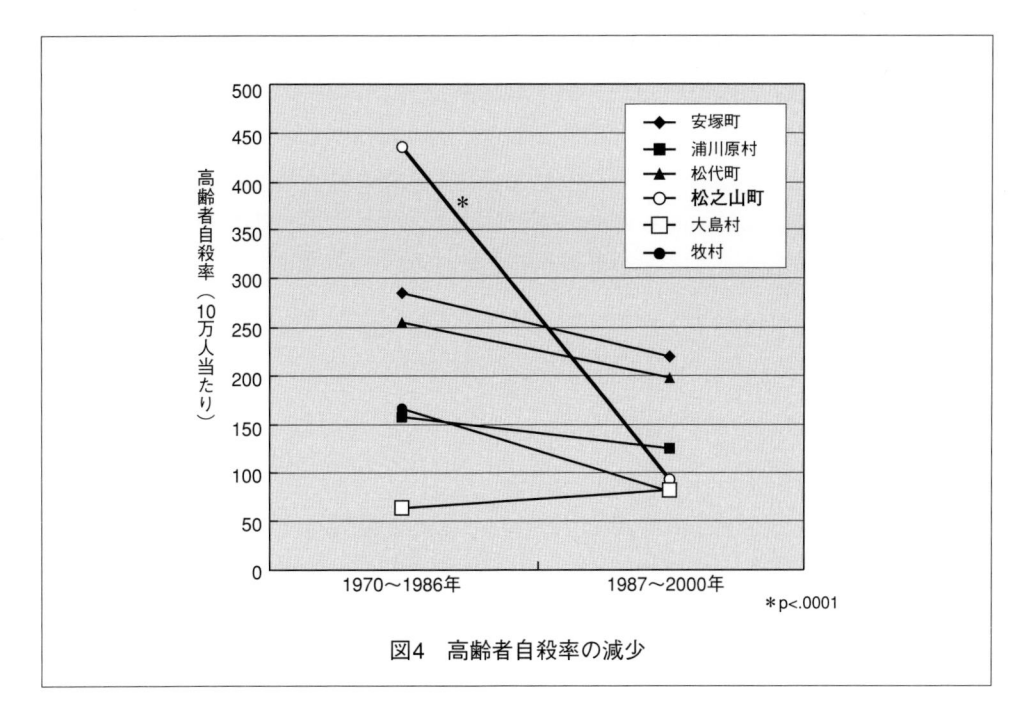

表3　自殺例（松之山町：1987〜2000年）

RDC（＋）	うつ病	8
	非うつ病	2
RDC（－）		5
計		15

　ただし，この方法には限界があります。限られた人口規模で，限られたマンパワーでやらなければいけない。つまり，非常にclosedなところでは有効ですが，大都会などではなかなか難しい面があるのです。松之山町では，SDSの回収率は90％前後にのぼります。ほとんどの人はちゃんと書いてくれるのです。毎年やっていても，毎年ちゃんと書いてくれるのです。90％の回収率は都会ではあり得ません。もし，そうなったとしても，うつ病の可能性がある人全員を精神科医が回れるかというと人口規模が大きければ不可能なことでしょう。この方法は，そこが限界です。ただし，うつ病の人をピックアップして治療的アプローチをすれば自殺が減るということは確かにいえるのではないかと考えています。

　実は松之山町は4月の市町村合併で十日町市に入ってしまいます。つまりこの方法も変えていかなければいけなくなっているのです。そこの地域だけにSDSを配るわけにはいきませんし，また大勢に配ってフォローすることもできないので，今はそこの地域のケアマネージャーさん，ヘルパーさん，そういったスタッフのうつ病に関する理解力，感知力を鍛えています。ネットワークの中からなんとか見つけてください，ということです。今年から少し方法を変えていこうかと思っています。

こういうお話をすると，「SDSをすると自殺予防できるんですか」という質問をされたり，メールをいただいたりしますが，そんなことは全然ありません。SDSは自殺の可能性のある人をみつけ出す単なるきっかけにすぎないと思っています。精神科医が行って実際に診断をすることが大事です。例えばうつ病ではなくても，この人，死に急いでるんじゃないかな，何か死にたいファクターがあるんじゃないかな，という判断をしていくことがよいのでしょう。もう1つ大事なことは，地域の中の一般科医（general practitioner）がこういうことに対して，どう前向きになってくれるかということがポイントだと思っています。

質疑応答

　――非常に貴重はお話をありがとうございました。実践ポインターの形で精神科医が地域に介入して地元の保健師さんとともにスクリーニング活動を継続していく中で，先生もおっしゃっていたように，いわゆるgeneral practitionerの先生の役割がかなり大きいと思うのです。

　高橋　はい，大きいと思います。

　――実際問題，うつの患者さんを全部，精神科医が診るというような時代ではないとは思うのですが，general practitionerの先生の意識，うつに対する取り組み姿勢ということに関して，ちょっと教えていただきたいのですが。

　高橋　わたしたちが出会った先生の場合には，大変前向きに取り組んでくれたのですが，この地域は本当に1人しか医者がいませんので，この地域のお年寄りの90％ぐらいの主治医なのです。ですから，「この人は危ないかもしれない」ということを訪問する前に非常に積極的に教えてくれたりするわけです。実は新潟県のほかの地域でも同じようなことをやっていました。うまくいかないところの話を聞くと，general practitionerが数人いて積極的な先生とあまり積極的でない先生がいらっしゃる。やむをえないことなのですが，この温度差が効果に影響するということも実際にあります。

　今後，何が大事かというと，精神科医がもっと出ていって，general practitionerに「うつ病に関してはこうですよ」「ここまでは診てください」「ここから先はこっちに送ってください」ということを教育していただけるとありがたい。「教育」というとおこがましいので，「一緒になって診ていきましょう」と。うつ病を全部診ようというのは無理なので，「初期の段階のここまでだったら診てください。ここから先は精神科に送ってください」，あるいは「こういう状態であったら，精神科に送ってください」ということをきちっと伝えて，精神科医も病院の中にいるのではなくて，どんどん出ていって，そういうことを啓蒙してもらえるとありがたいかなと考えています。実際にこの診療所の先生は，うつ病に対する診断と治療の能力が非

常に高まっていきました。最初のうちは，我々は毎年，100人ぐらい診ていたのですが，後半になると実際に回るのは30人，40人ぐらいに減っています。残りの人については，この先生が「この人は大丈夫です。診ていますから」といってくれるようになったのです。

　保健師さんは必ず一緒に同席して診断をしているので，少なくともうつ病に関しては，研修医よりも診断能力があります。だからプロジェクトを始めて5年経ってから，保健師さんが一次スクリーニングをしてくれるようになったのです。「この人は脳卒中で訴えが多くなっているので，大丈夫だと思いますよ」とか。ただ，最初の頃は，保健師さんに自信をもってもらうために，保健師さんが判断したケース全例について判断した根拠をあげてもらって，その判断の正しさをミーティングでフィードバックしました。その上で，5年経ったら一次スクリーニングでしぼっていく形にしました。

　General practitionerに話を戻しますと，general practitionerが前向きになって，うつ病をちゃんと診ようとしてくれたら，できると思うのです。みなさんにお願いしたいのは，そういう先生方をどんどん啓蒙していただきたいということです。

特別講演
うつ病治療の心理社会的視点

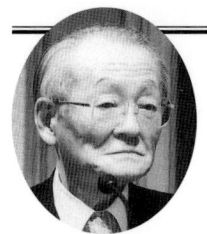

西園　昌久*

西園先生

　お招きいただき，かつ丁寧なご紹介をありがとうございました。今日は，Kirmayer, L.が一石を投じた「日本のうつ病認知の特異性について」というお話から始め，さまざまなうつ病の異種性，そして私の専門とする精神分析的精神療法に及びたいと思います。

1　日本の"うつ"認知の特異性－症状認知の文化的背景

　2000年4月7日の世界保健デーに，WHOが表1のようなメッセージを発表しました。WHOと世界銀行は，「2020年過ぎには，虚血性心疾患に次いでうつ病が2番目に多い病気となるであろう」と予測しています。生活障害の10大原因の中の5つは

表1　21世紀初頭での精神医療ニーズ－世界保健デーにおけるWHO事務総長のメッセージ

1. 今日，世界では4億人を超える精神障害あるいは神経障害を患った人がいる。
2. 1999年の時点で，すべての疾患を患っている人の10％は精神障害と推定される（次の20年間に15％を超えるだろう）。
3. 生活障害（disability）の10大原因のうちの5つは精神障害（うつ病，統合失調症，双極性障害，アルコール依存，強迫性障害）。
4. 毎年2,000万人の人が自殺企図，実際に100万人が死亡。
5. 家族は経済的負担，ケアで燃えつきてしまう。
6. 精神医学の進歩にともない効果的に治療できるようになったが，実際は多くの国で治療を受けている人は多くない。
7. 法律上，行政上，保険上不利な立場におかれる傾向がある。
8. タブー，偏見，差別をなくすためには，私どもが精神保健について自由に語ることが必要である。

＊心理社会的精神医学研究所 所長

精神障害となっていますが，2001年のWHOレポートによると20の中の6つとなり，パニック障害を加えています。そして自殺者が大変多い。同時に，精神的，経済的負担のために，家族は燃えつきてしまっています。

一方で，精神医学は非常に進歩していて，効果的に治療できるようになっています。けれども治療を受けていない例が非常に多いのです。患者さんは偏見やタブーなどから，法律上，行政上，保険上，不利な立場におかれる傾向があるなどと，そのメッセージではいっています。

モントリオール大学で多文化間の精神医学を研究しているKirmayer, L.は，学会の機関誌に「日本のうつ病が非常に特異だ」と述べています（表2）。上島国利先生も2003年に，「有病率は欧米と少しも変わらない」という報告をされていますが，中根允文先生，越野好文先生，木下利彦先生らは昨年の『日本医事新報』に「うつ病および不安障害における文化の影響」という大変魅力的な論文を発表されました（表3）。Kirmayer, L.の指摘とまさに一致する，そういうご指摘であります。

私たちの心の中に伝統として残っている中国の考えが私たちを動かしているのだろうと思うのです。私たちは空間的には自己と生物，あるいは環境とのその最中にいるし，時間的には過去，現在，未来の中にいて，その調和をいかに図るかというのが東アジアの健康の概念，あるいは生きていく上での1つの基準なのではないでしょうか（表4）。

表2　うつ症状・気分変調症状認知の文化差

　日本人はうつ病・気分変調症に相当すると思われる場合でも，ことに医学的ケアを受けている患者は身体症状を強く訴える傾向があり，抗不安薬で治療されている。日本人にとってからだは"機械"ではなく，環境世界とつねに関わっているもの—こころと不可分なものとして理解されている。
　精神科医もうつ病と診断するとき，気分の落ちこみ（メランコリー）を最も重視した。

Kirmayer, L. J.: Pharmacology in a globalizing world—The use of antidepressant in Japan. Transcultural Psychiatry, 39(3); 295-322, 2002.

表3　うつ病および不安障害における文化の影響

　患者の症状は多様であり，患者による病状の開示が消極的なこともあってうつ病と不安障害の診断は容易でない。（中略）多くの文化圏において，患者にうつ病や不安障害の症状がみられても精神科的あるいは心理的治療は必要ないとされる例が少なくない。日本では抑うつ的気分は社会的に容認され，軽度ないし中等度のうつ病は異常とみなされないこともある。
　また，これに関連して日本でのいわゆる"持病"は個人の慢性的な「治療を要しない」疾患であるとされ"持病"を持つ患者はある程度苦痛があっても我慢すればそれが人格形成に役立つと考えて治療を求めない傾向さえうかがえる。

中根允文，越野好文，木下利彦他：日本医事新報，4179; 27-32, 2004.

福島章先生の論文から引用した表5に示したように，Cloningerの「生物心理学における統合」という考えがあります。Novelty seeking（新奇性探求），harm avoidance（危機回避），reward dependence（報酬依存）という3つの次元があり，それぞれドーパミン系，セロトニン系，ノルエピネフリン系に関わっている。だから福島先生は，「神経の発達は人類のさまざまな体験の中で獲得したものだ」というCloningerの考えを引用して，「セロトニン系は収集段階の人類の優位な神経活動であり，ドーパミン系は狩猟段階であり，ノルエピネフリン系は農耕牧畜段階のものである。特に東アジアは農業文化の中で，太陽と水，そういうものによって報酬を得ていくという長年の人類の発達がこういう神経の働きを優位にしているのだ」と説明されています。

　したがって，その有病率を調べて，うつ病が日本も変わらないぐらい多いということではありますが，病状の認知や解釈のみならず神経の働きの中に文化的な背景，そういうものも体験の中に組み込まれていると考えていいだろうと思います。

表4　中国的大思想家

孔子：論語（儒教）　Confucianism
　　　　　　　How to live with others
老子・荘子：（道教）Taoism
　　　　　　　How to be with environment
気：元気⟵⟶病気
　　air, atmosphere, mind, spirit, will
　　　⟶energy of being
宇　宙　Universe：
　├⟶空間：自己，生物，環境
　└⟶時間：過去，現在，未来

中国的健康思想：調和　Harmony

表5　Cloningerの生物心理学における統合

Cloningerの3次元	神経伝達物質	遺伝子（エプシュタインら）	人類史（福島）
新奇性探求 novelty seeking	ドーパミン系	ドーパミンD_4受容体第3エキソン，ドーパミンD_2受容体	②狩猟段階
危機回避 harm avoidance	セロトニン系		①採集段階
報酬依存 reward dependence	ノルエピネフリン系		③農耕牧畜段階

福島章：人格研究の歴史―カントからクロニンジャーまで．こころの科学，93，2000．

表6 生物，社会学的視点－新しいパラダイムの出現

コミュニティ症候群 － 社会的セロトニン症候群
community syndrome　　societal serotonin syndrome
（Rutz, W.: World Psychiatry, 2; 125-127, 2003）

うつ病，攻撃性，自己破壊行動，自殺，暴力，破壊的ライフスタイル

helplessness, identity-loss, luck of coherence
　→　人格の社会化，適応の障害
　→　ドラマチックな社会変化によって脳の発達，可塑性に悪影響
　　　　　↓
　　community syndrome
　　societal serotonin syndrome

独立－自立を求める人間の矛盾
　依存（一体化）と孤立（対象喪失）のパラドックス

　一方，最近，生物と社会学的視点について新しい考えを出した人がいます。ヨーロッパの精神科医Rutz, W.がコミュニティ症候群，もしくは社会的セロトニン症候群について述べています。うつ病，攻撃性や自己破壊行動，自殺，暴力などが不健康なライフスタイルと関連して，非常に大きな社会的問題になっています。人格の社会化あるいは適応性の発達上の障害の問題であって，それらはドラマチックな社会変化によって脳の発達，可塑性に悪い影響を与えたのだとして，社会的セロトニン症候群を提唱しています。独立，自立を求める人間の矛盾があって，依存，一体化と孤立のパラドックスを我々は経験している，というふうにも思えるわけです（表6）。

2　うつ病の異種性

　Kirmayer, L.の提示した問題を一方で考えながら，脳にある種の変化を及ぼすときにはある共通する様式をとるのかもしれない，しかし，そのもとにあるのはさまざまな人間の姿であろうかと思うのです。
　Kraepelin, E.はうつ病を定義するとき，周期性，内因性，精神病性，感情病を記

表7　うつ病の本質の異質性

周期性	双極性・単極性 周期性，エピソーディック，一回きり 慢性，遷延性
（内因性）	器質性，反応性，心因性，疲弊性
精神病性	神経症性，正常悲哀
感情病	仮面うつ病，気分変調

表8 うつ病を知る人

- 昔：神経症を知る人は，人を知る人
- 今：うつ病を知る人こそ，全人間存在を知る人

からだ，心，環境　　　　　　の交叉の中の自己
過去，現在，未来

載しました（表7）。このようないくつかの特徴を分解して考えていきますと，今日では周期性というのはごく一部であって，双極性，単極性，あるいは1回きりのものもあれば慢性遷延するケースもあります。内因性といわれるものにも，その原因については器質性，反応性，心因性，疲弊性といわれる，疲弊性というのはKielholzが述べたものです。またKraepelinによって精神病性といわれたものだけではなくて，今日では大うつ病性障害とみています。我々が若いころは精神病性か神経症性かと鑑別を一所懸命やっておりましたが。さらに感情病といいましても，仮面うつ病，気分変調症など，症状のレベルでもさまざまなバラエティがあるのだと思われます。

　我々が若いころ神経症を一生懸命勉強したときの1つの支えは（そのころは精神科でも神経症を勉強する人はあまりいなかったわけですが），「神経症を知る人は，人を知る人だ」ということでした。こういうふうに自分に言い聞かせて，神経症の治療をいろいろと勉強したものですが，今日，私は「うつ病を知る人こそ，全人間存在を知る人だ」と思います。中国の思想家の話をしたときにも述べましたが，からだと心と環境，それから過去と現在と未来の交叉している中での自分のあり方，そういうものを，うつ病の患者さんたちを通じて，私たちも知るからだと思うのです（表8）。

3　うつ病発病に関わる性格と状況とライフサイクル

　うつ病に精神分析的な立場から光を与えたのは，Freud, S.です。1917年の『悲哀とメランコリー』（Trauer und Melancholie）という論文です。内村祐之先生が日本精神神経学会の50周年の記念の記念講演の中で，Freudについて触れられ，「Freudは精神医学についてメランコリーを研究することで，精神医学properの世界に踏み込んできた」と述べられています。『悲哀とメランコリー』中で強調しているのは，「うつ病というものの中には対象喪失という体験がある」ということです。対象喪失は，精神分析の立場の人ばかりではなくて，今日では多くの人たちに支持されている考えだと思います。うつ病の発症を考えるときには，その人の性格と同時に発病状況を考えなければなりません。性格については多くの提示がありますが，我が国で有名なのは戦前に提示された下田光造先生の「執着性格」。戦後，Tellenbach,

H.の「メランコリー型人間」という考えが提示され，両者の共通性や違いといったことがいわれたりして，うつ病になるのにはある種の性格がかなり有意に関係するという見方を共通してもちうることになったと思います。しかし，時代が変わり文化が変わっていくと，下田先生が記載された執着性格という形がそのままうつ病の大部分を占めるとはいえないような状況になってきています。以前の話ですが，うつ病の患者さんが社会，特に職場の中では熱中したり，責任感をもったりするのに，家の中では家族に対しては非常に押し付けがましくて，柔軟性が乏しい，というケースをみるにつけて，執着性格という表面の性格も，精神力動的にいえば，対象をなくす不安から起きてきた防衛に違いない。そんなことを考えて，私はうつ病の性格については「貪欲に対象にしがみつく傾向」と記載したわけです（表9）。

対象喪失には3つの次元があります。1つは文字通り，愛する人，頼りにしている人との生別，死別。次の次元は社会的地位，家など慣れ親しんでいた外的自己像の喪失。引っ越しうつ病，昇進うつ病，婚約うつ病，荷下ろしうつ病，そういうものがこれに当たると思います。3番目に，自尊心，自己の価値など，内的自己像の傷つきだと思うのです（表9）。現在のうつ病は，この3番目の自尊心や自己の価値など，内的自己像の傷つきが重要な位置を占めているのではないかと思います。治療をする上でも，自己評価の低下についての共感が必要になるでしょう。

人の一生を暦年齢をもとに考えますと，乳児から老年に至るまでの人生コースの折々において，職業サイクルが変わっていきます。その際にさまざまな対象喪失や自己像の傷つきなどが起きてくるでしょうし，家族サイクルの中においても，親子の死別，あるいは子供が家を離れるような事柄が起きます。経済サイクルも，依存状態から独立する，けれども，いずれはまた失っていくということがあるわけです。こう考えていくと，うつ病はどんなライフサイクルにおいても，ライフステージに

表9　対象喪失の意味

```
対象喪失
    悲哀とメランコリー（Freud, S., 1917）

    うつ病発症の性格と状況
    ↕
    性格：
        執着性格（下田光造，1885-1978）
        メランコリー型（Tellenbach, H., 1914-1994）
        貪欲に対象にしがみつく傾向（西園）

    対象喪失：
        1）愛する人，たよりにしている人との生別、死別
        2）社会的地位，家など馴れ親しんでいた外的自己像の喪失
        3）自尊心や自己の価値など内的自己像の傷つき
```

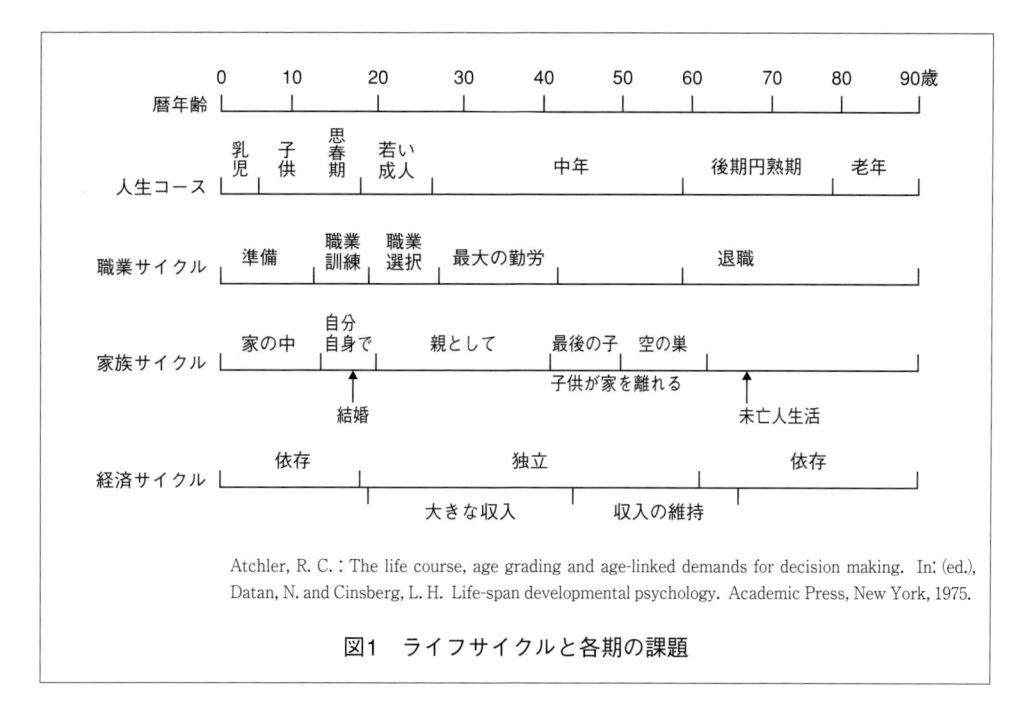

図1 ライフサイクルと各期の課題

Atchler, R. C.: The life course, age grading and age-linked demands for decision making. In: (ed.), Datan, N. and Cinsberg, L. H. Life-span developmental psychology. Academic Press, New York, 1975.

おいても起こりうる。しかし，それぞれのライフステージに特有な人生課題，そういうものを背景にして起きている。こういうことを考えなければならないだろうと思います（図1）。

4 うつ病の（力動）精神療法

　以上のような認識をもとにして，私の考えるうつ病の力動精神療法についてお話しします。
　今日では，うつ病の心理療法，あるいは精神療法といいますと，認知療法が一般的ですが，症状レベル，あるいはライフスタイルのレベルを超えて，自己像まで踏み込んで治療をするという視点も重要であろうかと思います。一般的に，うつ病の治療は生物，心理，社会的視点からなされねばなりません。もちろん，さまざまな抗うつ薬が出てきて，それに基づいて症状を良くすることができるようになったということは，大変ありがたいし，これは大きな進歩だと思いますが，症状がとれた，あるいは軽くなったのちの精神科医の患者さんに対しての支え方，それが実はうつ病者の尊厳性を癒すことになるのだろうと思います。うつ病者は心を閉ざして，自らを語らないことが一般的であります。症状についてもこちらから尋ねるとよく返事をしてくれるけれども，自らはごく一部しか話してくれない。症状が良くなったのちには，本人の対象喪失の癒しの仕事が重要になってくると思うのです。その次は，対象喪失に敏感な性格傾向の自覚を助ける。この次元では認知療法と非常に共

表10　うつ病の力動精神療法（一般的なこと）

1. うつ病の治療は生物，心理，社会的視点からなされねばならない。
2. うつ病者は心を閉ざして自らを語らない。
3. 対象喪失の癒し，喪の仕事が中心になる。
4. ついで，対象喪失に敏感な性格傾向の自覚を助ける。
5. 患者個人のみならず，家族，ことに夫婦の「私流」「私たち流」の生活，目標の発見。

表11　うつ病の(力動)精神療法（より具体的なこと）―初期―

- ラポール，治療関係性の成立
- 支持療法（ガイダンス，再保証）：小精神療法（笠原）
- とくに見通し：睡眠，食欲，気分・行動の改善
- holding：家族の治療への参加，一体化

表12　うつ病の(力動)精神療法（より具体的なこと）―中期―

なぜ発病したか
1. 現実生活の取り組み方：対象喪失を明らかにする。
2. 家族の反応：患者の性格のマイナス面の強調。
3. 対象喪失に敏感な傾向の明確化。
4. 治療者・配偶者の感情移入と共感。

表13　うつ病の(力動)精神療法（より具体的なこと）―後期―

どう生きていくか
1. 新しい生活スタイルの体験
2. いつまでも続く転移の問題

通する部分があると思います。そののちには患者個人のみならず，家族，ことに夫婦の「私流」「私たち流」の生活目標の発見，そういうことが必要だと考えます（表10）。先ほど述べましたように，うつ病者が外では非常に評価が高いのに，家の中では必ずしも評価が高いとはいえないということと関係するわけです。うつ病の人はいかに周囲と関わるか，関われる場を作り出すために我々がどう支えてあげるか，ということなのだろうと思います。

　具体的には，何よりもラポール，治療関係性の成立です。うつ病の人は自分の症状を語らないことが多いので，それをこちらが訊いてあげる，明らかにしてあげる。助ける意思をこちらがもっていることを患者さんが感じとれるような，そういう治療関係性の成立がまず必要だと思います。笠原先生の小精神療法は極めて有効です。そういう支持的な治療がこの段階では必要だろうと思います。また特に大事なのは見通しです。薬を飲むとまず睡眠が良くなり，食欲が良くなり，気分・行動の改善

がやがて起きてくる，こうしたガイダンスを，患者さん自身はまだうつがありますから，必ずしもすぐ受け入れてくれるとは限りません。こうした見通しを治療者が述べることによって，家族が治療に参加してくる。そして治療の中へ一体化してくる。それをholdingといいます。治療の際には，このような生活の場を良いものにする配慮が必要だろうと思います。私は可能な限り家族も一緒に外来に来ることをすすめています（表11）。

多くの場合，初期の治療では抗うつ薬で症状は改善するわけです。しかし，症状が改善したのち，再発予防のため，あるいはさらに本人の問題を本人が解決できるよう，それを援助する立場から，「なぜ発病したのか」ということについて話し合う，そういう態度が求められると思います。

1つは現実生活の取り組み方を具体的にすることで，本人にとっての対象喪失，自己像の喪失は何であったかということを明らかにする。それを一緒に語り合う。その際，家族は患者さんの性格のマイナス面を強調することが多いのですが，対象喪失の事実を内的自己像の喪失という次元で理解できるような説明が患者さん，家族に受け入れられると，それまでの患者さんへのマイナスの理解が変わってくる可能性があります。家族が患者さんに対してある種の変化を示し，holdingの質が良くなってくるにつれて，患者さん自身は自分が家族に対してとっていた態度についても語り合い，心の主体，あるいは内なる自己，そういうことを考え，敏感な自分の性格を明確にしていきます。こうした中に患者さんの今までの生活史が浮き彫りにされてくることが多いわけです。患者さんの今までの貪欲に対象にしがみつく傾向の意味が，治療者にも配偶者にも理解され共感されていく，そういう時期があると思うのです（表12）。

後期になりますと，これからどう生きていくか，この新しい生活スタイルの体験が語られ，その時点になると患者さんの主体性が必要になるわけです。しかし，こうした過程の中で患者さんが治療者に対して非常に依存的になって，転移を繰り広げるということがあります（表13）。

例えば，症状はかなりとれているけれども，自己卑下から抜け出せない患者さんがいます。症例1（56ページ）の患者さんは私に対してはひどく理想化感情をもっていたわけですが，私に果てしない慰めを求めていると理解されました。患者さんの悲しみにこちらが共感していくころから，父親も本心は家業を継ぐのを志していたわけではなかったと，父親への見直しが始まりました。やがて私のすすめを聞き入れて，一緒に奥さんも来るようになりました。そういう中で「人間にはそれぞれ定めがあるようで，それに従うしかない」などと述べるようになり，やっと自己卑下から解放されました。

症例2（56ページ）は，44歳の主婦です。症状が改善して良くなりましたが，「こんな病気になったのは自分がしっかりしていないからだ」と自分を責め立てます。

症例1　うつ性自己卑下から抜けだせない患者

65歳，無職

東京都での教員を定年退職後，福岡市に移住。塾などで働いていたが，緑内障のため退職。眼科から失明のおそれを告げられてうつ病を発病，F大学精神科に入院し，一旦治った。しかし，1年後再発して再入院した。そのときはうつ性昏迷がみられた。症状軽快して退院。その後，治療者を追って転院。

家庭の日常生活はふつうにでき，近隣との交際もできるようになっているが，受診のたびに過去をかえりみ，他者への配慮のなさを述べたてる。このうつ性自己卑下からの脱出が治療目標になった。

治療者への理想化感情（転移）のなかに，自己愛的評価と果てしない慰めを求めていると理解された。父親は田舎の開業医であったが妾を囲って日頃はそちらで生活し，本人には厳しい父で，本人は祖母に溺愛されることを語った。それがまた母親から嫌われる原因だったという。その祖母が死んだとき，悲しくてしかたなかったという。

悲しみを表現するころから，父親も本心は家業をつぐのを志したわけでなかったと述べ，父親の見直しが始まった。そしてそれまで，妻を同伴するようにすすめてもつれてこなかったのが，妻とも一緒に受診するようになった。そして，人間はそれぞれ定めがあるようでそれに従うしかないと述べるようになり，自己卑下からの解放ができた。

これはFairbairnのいう拒絶した対象に同一化した反リビドー自我，否定的で敵意に満ちた迫害的な恐怖と罪業感をともなった子供っぽい良心。

症例2　仲間性自己の満足からうつ病性自己卑下を抜けだした患者

44歳，主婦

離婚歴があるが，再婚後1子をもうけ一見幸福であった。子供が中学にすすみ手がかからなくなったころから空虚感を感じるようになった。

実家に帰ったとき，きびしい元教師の父親に叱責された。これまで支えになってくれなかった母親はそのときも何も慰めてくれなかった。

その後，うつ状態となった。近くの精神科クリニックにいったが眠くなる薬をくれるだけであった。銀行員で役職についた忙しい夫に頼るわけにいかず万事窮すという心境になり，それを知った伯父のすすめでF大学精神科に入院した。一応症状は改善して退院したが，こんな病気になったのは自分がしっかりしていないからであると自分を責める。

その後，通院を続けているが，世間の女性と比較して自分に何の能力もないことを際限なく語りつづける。夫は忙しいばかりではなく，いわゆる理屈屋で共感能力が乏しい。この人を救うには治療以外に仲間が必要と考え，その可能性を相談した。幸い本人が刺繍を以前からしたいと思っているということだったので編物教師のところに通うことになった。そこで友人がみつかり，それが転機となって解放された。

—仲間性自己の満足

その後，この人も私についてきましたが，「世間の女性と比較して，自分は何の能力もない」，それを際限なく語り続けます。編み物教師のところに通うようになっ

て，そこで友人を見つけて，それが転機となって解放されました。

このようなうつ病性の自己卑下は，症状が薬でとれたのちになっても続き，なかなか治療を切り上げられません。男性の場合は本人の自己像と向き合う，そういう体験が必要だし，女性の場合は自己と向き合うことも必要ですが，それ以上に仲間を見つけることが差し当たっての治療になるように思います。

5 多発するうつ病の治療上の課題

最後に，うつ病の治療上の課題についてお話します（表14）。

プライマリケアのレベルでうつ病を扱ってもらわなければならない時代に来たと思うので，非精神科医との分担や協調といったことが必要になります。今，都会がそうなのかもしれませんが，わりに気軽に往診してくれる医師がいます。内科医のみならず，眼科医でさえ往診することがあります。家庭のことを比較的よく知っている人もいるわけです。しかし精神科医は往診などという体験はほとんどないと思うのです。診察室の中での患者さんの症状レベルのことしか知らないわけですが，今後，精神科医が患者さんの生活の場をよく知るということを通じて，プライマリケアの皆さんとの対話が可能になるでしょう。そういうことが精神科医の1つの課題だろうと思います。そのような態度の中ではじめて非精神科医との分担や協調が可能になるのではないでしょうか。精神科医が必ず往診しなければならないというわけではありませんが，患者さんの生活の場というものを同時にみる必要があるだろうと思います。

また抗うつ薬の使い分けです。「民族精神薬物学」という言葉がありますが，世界と共通する生物学的な背景とともに，日本人の特徴を今後，科学の中で明らかにしていく。そういう薬の使い分けがなされるべきであろうと思います。

うつ病の患者さんの15％の人が自殺するそうですから，そのときの治療を1回きりで終わらせるということではなく，その人の一生に精神科医が目を向けるという臨床の必要性があるのだろうと思います。また，うつ病予防のための面接技法を身につける必要があるでしょう。これはもっともっと開発されてよい分野だと

表14 多発するうつ病の治療上の課題

---
1) プライマリケア・非精神科医との分担・協調
2) 抗うつ薬の使い分け
3) 自殺（15％）の予防：自殺予防のための面接技法
4) うつ病の精神療法：治療の促進と再発予防
5) 治療抵抗性うつ病（25％）への治療方略：家族間コミュニケーションの改善

うつ病は生物−心理−社会的モデルで理解し治療すべきである。

思います。

　先ほどから申しておりますように，うつ病による症状の改善ののちこそ，その人の生き方，あるいは人間としての尊厳性を本人が取り戻すのを私どもが協力する必要があるだろうと思います。

　治療抵抗性のうつ病が25％あるわけで，治療方略を進めながら，心理社会的な背景を同時に考えて，家族間のコミュニケーション，環境の改善ということも，治療上の課題であろうと思います。

　うつ病は，生物-心理-社会的モデルで理解し，治療すべきであろうと思います。

MDC臨床共同研究

Paroxetineからfluvoxamineに切り替えたときの有効性と副作用

イントロダクション	越野　好文	（金沢大学大学院医学系研究科脳医科学専攻・脳情報学講座脳情報病態学　教授）
臨床共同研究1	金上　功	（金上クリニック院長）
臨床共同研究2	篠原　学	（山梨大学医学部精神神経学・臨床倫理学講座）

MDC臨床共同研究 イントロダクション

Fluvoxamineとparoxetineのプロフィールの相違について

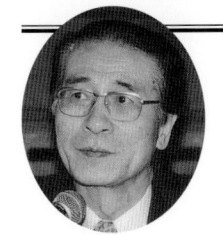

越野　好文*

越野先生

1　はじめに

ムードディスオーダー・カンファランスではSSRIに関する共同研究を実施してきましたが，研究会の最終回にあたる今回，その結果を発表する機会をいただきました。

具体的な発表に入る前に，この研究の企画背景について，改めて確認させていただきたいと思います。

共同研究の目的は，「Paroxetineをfluvoxamineに切り替えたときの有効性と副作用を検討する」というものです。同じSSRIでもfluvoxamineとparoxetineはプロフィールが違うといわれていますが，実際に切り替えて臨床効果を比較したデータがないことが，この共同研究の発端となりました。

2　薬理学的プロフィール

まず，この両剤のプロフィールの相違について，改めて考えてみたいと思います。一口にSSRIといっても受容体への親和性のプロフィールは異なっています。例えば，表1に太字で示したように，paroxetineはムスカリン受容体に親和性があります。

表2は，SSRIのモノアミン再取り込み阻害作用をKi値で示したものですが，セロトニンやノルアドレナリンの再取り込み阻害作用の強さや選択性は，SSRI間で大きく異なっています。

もう1つ，近年，注目されているシグマ受容体に対するSSRIの親和性にもかなり差があることがわかってきました。表3は，シグマ受容体に対するSSRIの親和性を

*金沢大学大学院医学系研究科脳医科学専攻・脳情報学講座脳情報病態学　教授

示したものです。SSRIの中でも，fluvoxamineとsertralineはシグマ-1受容体に強い親和性を有していますが，paroxetineはほとんど親和性を示さないといった差異が認められます。

　シグマ受容体はDA神経系や興奮性アミノ酸神経系などの活動調節に関わっており，アンタゴニストは抗精神病作用，アゴニストは抗ストレス作用や学習記憶改善作用を有する可能性が示唆されています。ですから，このようなシグマ受容体に対するfluvoxamineとparoxetineの親和性の違いが，臨床効果に影響することも考えられるわけです（図1）。

表1　SSRIの受容体結合プロフィール

	α_1	α_2	β	D_2	H_1	mACh	5-HT$_{1A}$	5-HT$_{2A}$	5-HT$_{2C}$
Paroxetine	>10,000	8,900	>10,000	>10,000	>10,000	210	>10,000	>10,000	>10,000
Fluvoxamine	4,800	1,900	>10,000	>10,000	>10,000	>10,000	>10,000	>10,000	6,700
Fluoxetine	>10,000	2,800	>10,000	>10,000	3,200	3,100	>10,000	710	1,600
Sertraline	2,800	1,800	>10,000	>10,000	10,000	1,100	>10,000	8,500	ND
Citalopram	1,600	>10,000	>10,000	>10,000	350	5,600	>10,000	5,600	630

〈参考〉Jonghe, F. et al.: CNS Drugs, 7(6); 452-467, 1997.　　　数値：IC$_{50}$ (nM)　ND：no data

表2　モノアミン再取り込み阻害作用

	再取り込み阻害；Ki (nM)			5-HT 選択性
	5-HT	NA	DA	(Ki, NA /Ki, 5-HT)
Paroxetine	1.1	350	3000	320
Fluvoxamine	6.2	1100	>10000	180
Citalopram	2.6	3900	NR	1500
Sertraline	7.3	1400	230	190
Fluoxetine	25	500	4200	20

CNS Drugs, 8(2); 163-188, 1997より引用　　　　　　　　　　　　　NR : not reported

表3　シグマ（σ）受容体に対するSSRIの親和性

	Ki (nM)			Ki ratio
	σ_1[1]	σ_2[2]	5-HT uptake[3]	σ_1/5-HT uptake
Paroxetine	1893	22870	1.1	1720
Fluvoxamine	36	8439	6.2	5.8
Citalopram	292	5410	2.6	112
Sertraline	57	5297	7.3	7.8
Fluoxetine	240	16100	25	9.6

〈参考〉1) [^{3}H] (+) pentazocine; Narita, N. et al.: Eur. J. Pharmacol., 307; 117-119, 1996.
　　　2) [^{3}H]DTG; Narita, N. et al.: Eur. J. Pharmacol., 307; 117-119, 1996.
　　　3) 5-HT uptake inhibition; CNS Drugs, 8(2); 163-188, 1997.

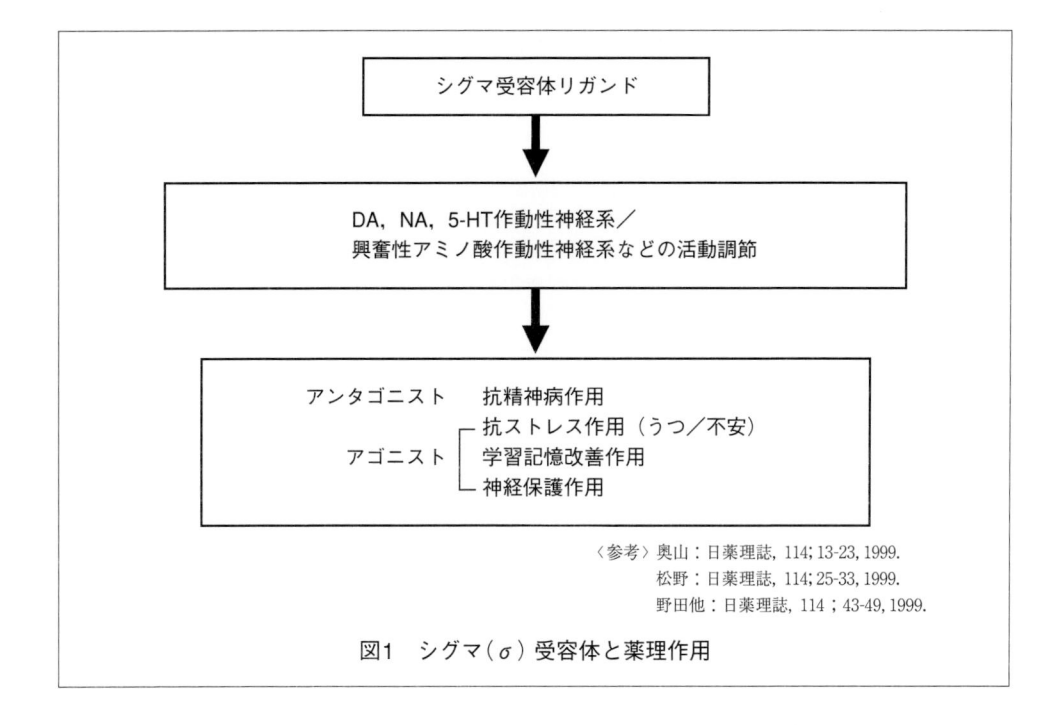

```
         ┌─────────────────────┐
         │  シグマ受容体リガンド  │
         └──────────┬──────────┘
                    ▼
   ┌──────────────────────────────────┐
   │ DA，NA，5-HT作動性神経系／          │
   │ 興奮性アミノ酸作動性神経系などの活動調節 │
   └──────────────┬───────────────────┘
                  ▼
   ┌──────────────────────────────────┐
   │ アンタゴニスト    抗精神病作用         │
   │              ┌ 抗ストレス作用（うつ／不安）│
   │ アゴニスト    ┤ 学習記憶改善作用        │
   │              └ 神経保護作用           │
   └──────────────────────────────────┘
```

〈参考〉奥山：日薬理誌, 114; 13-23, 1999.
　　　　松野：日薬理誌, 114; 25-33, 1999.
　　　　野田他：日薬理誌, 114; 43-49, 1999.

図1　シグマ（σ）受容体と薬理作用

3　副作用プロフィール

　SSRIの特徴的な副作用としては嘔気・悪心やセロトニン症候群が有名ですが，最近は表4に示すように，睡眠障害，性機能障害，離脱症状（中断症候群という言葉も使われていますが）が注目されており，これらについては，paroxetineのほうがfluvoxamineよりも頻度が高いことが指摘されています。

　具体的に睡眠に対する影響をみてみます。図2は健常ボランティアで，SSRIの睡眠行動に対する影響をみたものです。試験デザインは，まず1週間，無投薬でベースライン値を測定し，8～26日目までは薬剤を投与し，さらにその後薬剤を中止して，睡眠構造に関する指標を検討しています。表5がその結果です。Paroxetineは睡眠効率が悪くなっており，覚醒回数が上昇します。入眠潜時も延長しています。ノンレム睡眠に関しては変化はありません。一方，fluvoxamineは，睡眠構造に対

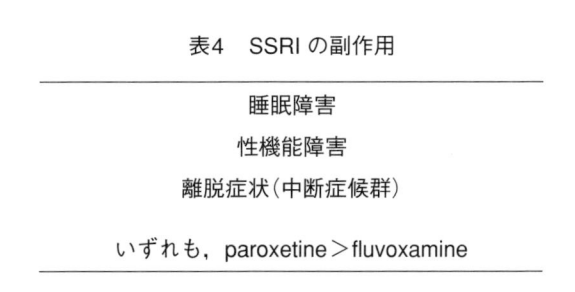

表4　SSRIの副作用

睡眠障害
性機能障害
離脱症状（中断症候群）
いずれも，paroxetine＞fluvoxamine

して悪影響を与えませんでした。

表6は，性機能障害の比較試験の結果です。前回のムードディスオーダー・カンファランスで三村將先生よりご発表いただいていますが，SSRIの間で発生率，あ

```
                        drug
                  ━━━━━━━━━━━━━━━
Day     1      7  8         17 18        26 27        31
        ─────────────────────────────────────────────────
Phase  baseline    increasing     steady state    withdrawal
                  plasma levels
```

睡眠効率，覚醒回数，入眠潜時，NREM睡眠の比率等を検討

〈参考〉Silvestri, R. et al.: J. Clin. Psychiatry, 62; 642-652, 2001.

図2　健常成人の睡眠に対する影響

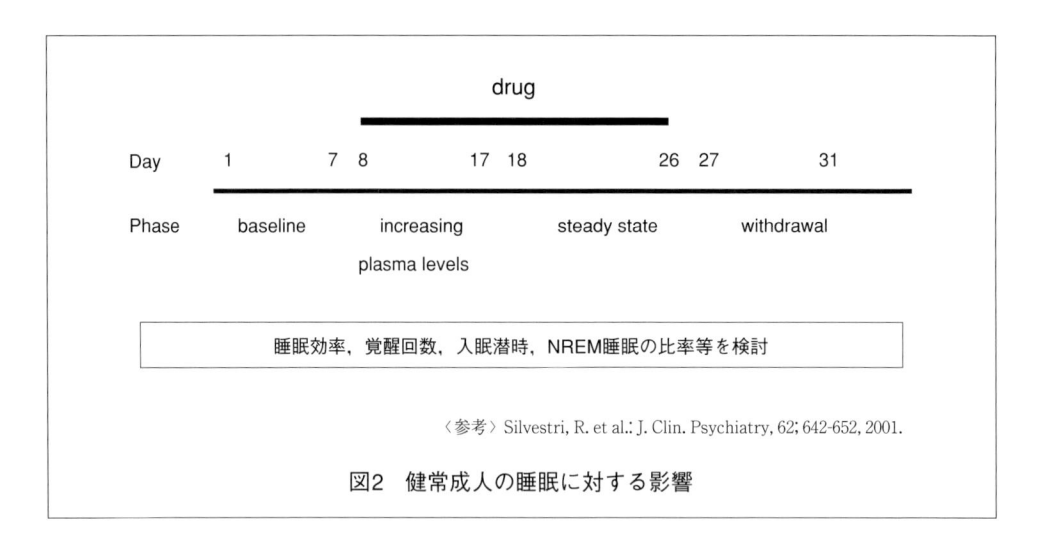

表5　健常成人の睡眠に対する影響

	Fluvoxamine (n=7, 100mg/日)	Paroxetine (n=7, 20mg/日)
睡眠効率	NS	↓*
覚醒回数	NS	↑*
入眠潜時	NS	↑*
%NREM	NS	NS

NS : not significant　＊: p<0.05 (baseline vs steady state)

〈参考〉Silvestri, R. et al.: J. Clin. Psychiatry, 62; 642-652, 2001.

表6　SSRI誘発性性機能障害の比較試験の結果

■方　法：多施設，プロスペクティブ，オープンスタディ
■試験薬：fluvoxamine，fluoxetine，sertraline，paroxetine
■例　数：344（192 女性，152 男性）

	性欲低下(%)	オルガスム障害 射精障害(%)	勃起障害 膣の潤滑障害(%)
Fluvoxamine （平均114mg/日）	40.5	30.9	9.5
Paroxetine （平均23mg/日）	57.6	48.2*	34.1*
Sertraline （平均89mg/日）	45.6	36.8	15.8
Fluoxetine （平均23mg/日）	48.1	34.4	16.2

Montejo-Gonzalez et al. : J. Sex Marital Ther., 23; 176-194, 1997.　　＊他のSSRIと有意差あり（p<0.05）

るいは重症度に差がみられるということが指摘されています。オルガスム障害，勃起障害において，paroxetineが有意に多いという報告が多くあります。

図3は，近年，特に注目を浴びている中断症候群の比較試験の結果です。処方箋100万枚に当たりどれくらいの中断症候群が起こったかという数字ですが，paroxetineはfluvoxamineやsertralineの約10倍と高率です。

その理由として，離脱症状と関連する薬剤のプロフィールのうち薬物動態をみますと，fluvoxamineやparoxetineの半減期は，ほかのSSRIと比較して短いことがあげられます（表7）。また，ムスカリン受容体の遮断作用とそのリバウンドも考えられています。抗コリン作用のリバウンドとして中断症状が出ているのではないかということです。Paroxetineがムスカリンの受容体に親和性が高いということが可能性として考えられます（表1）。

その他の可能性として，血中濃度の変化が考えられます。単回投与時の最高血中濃度を投与量別に比較すると，fluvoxamineは投与量にほぼ比例して血中濃度が上

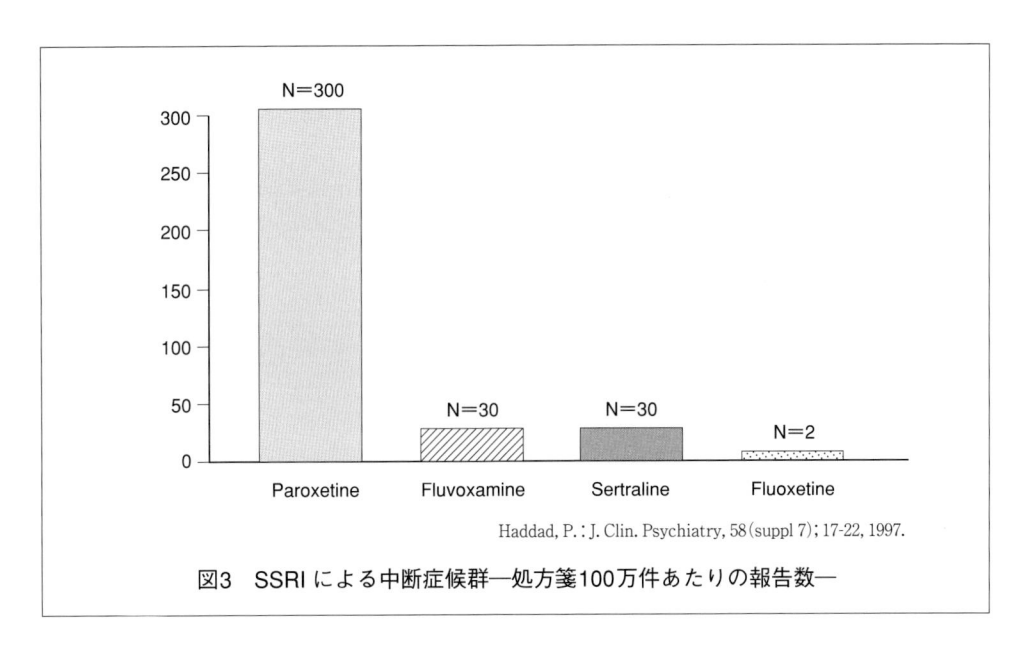

Haddad, P. : J. Clin. Psychiatry, 58 (suppl 7) ; 17-22, 1997.

図3　SSRIによる中断症候群─処方箋100万件あたりの報告数─

表7　SSRIの薬物動態，活性代謝物など

	蛋白結合率(%)	半減期	活性代謝物
Fluvoxamine	77	19〜22時間	
Paroxetine	93	24時間	
Sertraline	98	26時間	desmethyl-sertraline
Fluoxetine	95	2〜4日	norfluoxetine
Citalopram	82	33時間	desmethyl c. didesmethyl c.

樋口輝彦：心療内科, 3 (6)；417-422, 1999を改変

がるのに対し，paroxetineは非線形的に上昇します。ですから逆に，漸減したり服薬を中止したりした場合は，血中濃度が急激に低下するといわれています。図4にみますように，fluvoxamineは投与量が初期量，2倍量，4倍量と増えますと，大体，直線的に濃度が高くなっていますが，paroxetineは直線的ではなく非線形的に上昇しています。

　表8は，2剤の薬物動態についてまとめたものです。Paroxetineが極端に上昇するのは，代謝の問題があると考えられます。Paroxetineは2D6で代謝を受けますが，同時にそれ自体が2D6の強力な阻害剤でもあるため，投与量が多くなると2D6の代

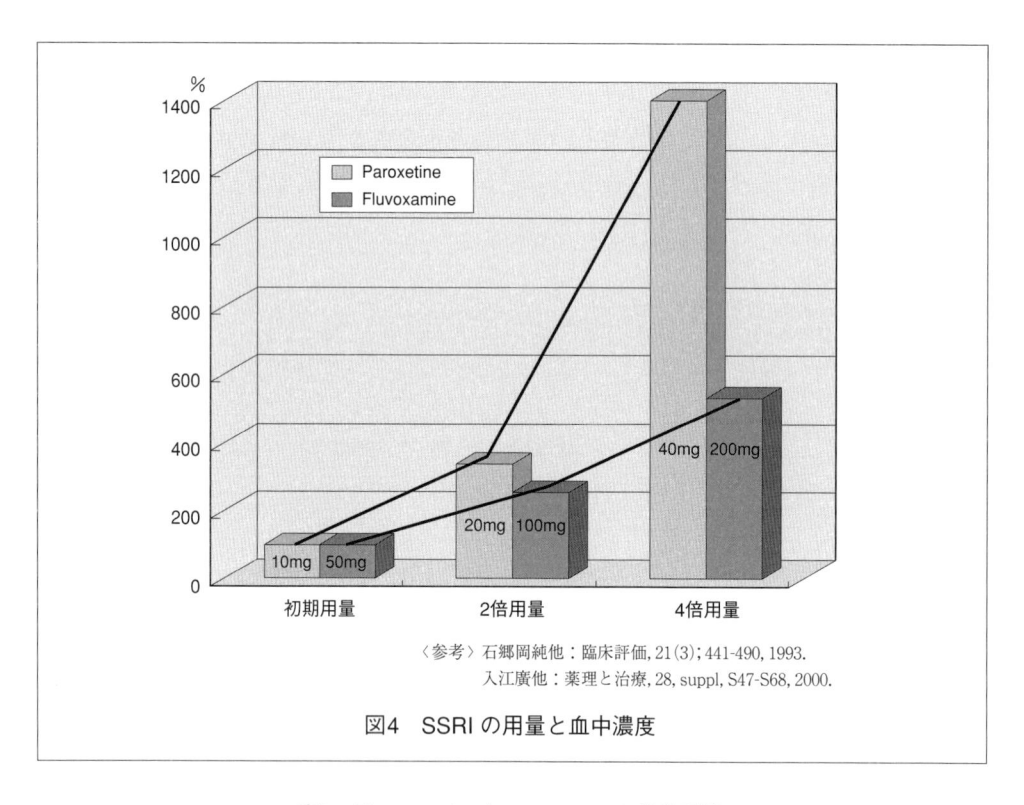

〈参考〉石郷岡純他：臨床評価, 21(3); 441-490, 1993.
入江廣他：薬理と治療, 28, suppl, S47-S68, 2000.

図4　SSRIの用量と血中濃度

表8　Fluvoxamineとparoxetineの薬物動態

CYP	Fluvoxamine		Paroxetine	
	阻害	代謝	阻害	代謝
1A2	+++	○	−	
2D6	−	◎	+++	◎
3A4	++		−	
2C19	+++		?	

ParoxetineはCYP2D6で代謝される一方，CYP2D6を阻害するため，血中濃度が投与量に応じて，非線形的に増加する。

Edwards, Anderson et al.: Drugs, 57(4); 507-533, 1999.
川嶋義章, 鈴木雄太郎, 染矢俊幸：医薬ジャーナル, 35(5); 1329-1334, 1999.

謝能が低下する可能性があります。すなわち血中濃度が高くなるわけです。このことが、血中濃度と投与量とが直線的でない理由として考えられます。

4 海外のSSRI間の切り替え研究

以上のように、同じSSRIでも、薬理学的プロフィールや副作用プロフィールが異なるため、1つのSSRIが無効だったり副作用で服用を継続できない場合に、別の種類のSSRIに切り替えると、一定の割合で反応が得られるのだとされています。表9は海外で行われたSSRI間の切り替え研究をまとめたものですが、2番目のSSRIへの反応率は40～70％とされています。

ですから、あるSSRIで反応がみられない場合、他のSSRIへの変更という選択もありうると考えられるわけです（図5）が、日本は欧米に比べSSRIが発売されてからの年数も少ないという事情もあり、SSRI間の切り替え効果に関するエビデンスがこれまでありませんでした。

表9 最初のSSRIが奏功しなかった症例における2番目のSSRIの有効性

研究	症例	最初のSSRI	2番目のSSRI	2番目のSSRIへの反応率（％）
Brown and Harrison	OP, INT	Fluoxetine	Sertraline	71（79/112）
Zarate et al.	IP, NR	Fluoxetine	Sertraline	39（12/31）
Joffe et al.	OP, NR	SSRI	SSRI	51（28/55）
Thase et al.	OP, INT and NR	Sertraline	Fluoxetine	63（67/106）

OP=外来　IP=入院　INT=SSRI不耐性　NR=SSRI無効例

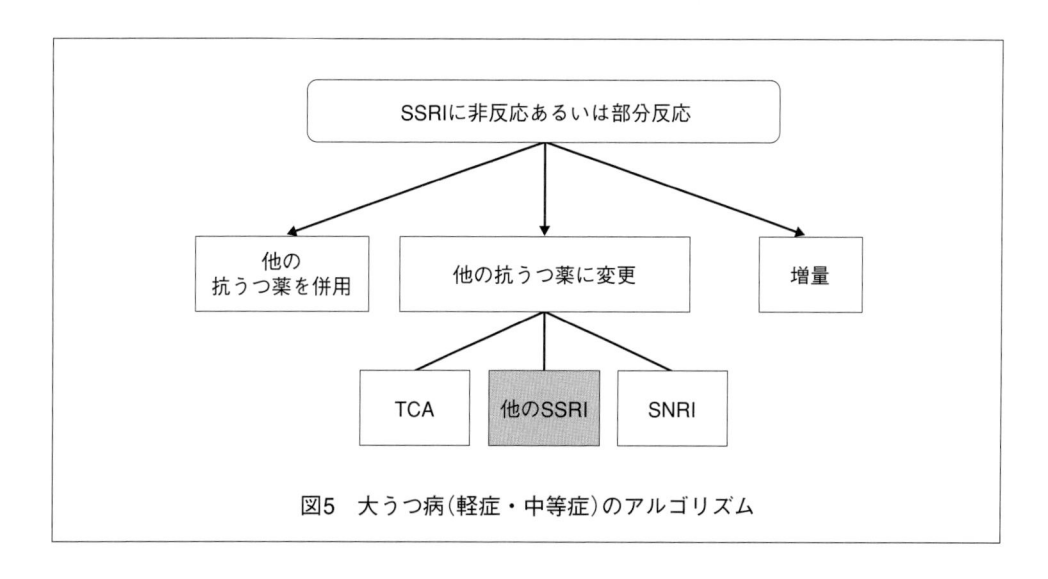

図5 大うつ病（軽症・中等症）のアルゴリズム

以上が，今回の共同研究を企画するにいたった背景です。

　この研究は上島国利先生をはじめ，ムードディスオーダー・カンファランスの世話人が籍をおいております7大学の共同研究として進められました。7大学の中で最も多くの症例を組み入れて研究にご尽力いただいたのが山梨大学でした。そこで今回は山梨大学でこのスタディの推進役になられた篠原学先生においでいただいて，7大学を代表して発表していただきます。
　なお，今回特別に，メンタルクリニックでSSRIの切り替えを多数経験されている北九州市金上クリニックの金上功先生にも，関連する発表をしていただきます。うつ病診療の第一線で，多数の症例を経験されている先生のご意見も交え，検討ができればと思ったからです。
　それではまず，金上先生のご発表からお願いしたいと思います。

MDC臨床共同研究1

Paroxetine副作用発現例を中心としたfluvoxamineへの切り替え
―使用経験に基づく有用性の考察―

金上　功[*]

1　はじめに

　私は現在，福岡県北九州市でメンタルクリニックを開業し，多くのうつ病患者さんを診察しています。うつ病に対する薬物治療はSSRI，もしくはSNRIを第一選択としています。しかし，それらの薬剤のどれか1つを選択しても，効果が不十分であったり，副作用のために治療継続や投与量の増量ができないケースを一定の頻度で経験していました。

　そこで，paroxetineとfluvoxamineでは，それぞれのセロトニン再取り込み阻害能の違いなどから効果や副作用の発現も異なるのではないかと考え，paroxetineが無効であった場合，fluvoxamineへ切り替えるようになりました。そうしますと，かなりの割合で治療効果が得られたり，副作用を軽減することができた症例を経験するようになりました。今回はその中からいくつかの代表例について発表いたします。

　最初に当クリニックの概要について簡単にご紹介します。所在地は小倉から南へ10kmほど行った郊外で，JRの駅前にあります。開院して今年で2年になります。患者さんは月約500名ほどです。内訳は，気分障害，不安障害がほとんどです。患者さんの年齢は20歳から30歳代の方が多く，男女比は3対7で，女性患者さんが多く受診されます（表1）。

---

[*]金上クリニック 院長

表1 クリニック概要

■所在地	福岡県北九州市
■診療科	精神科
■開院	2003年7月
■患者数	約500名（月）
疾患割合	気分障害 約80％
	不安障害 約50％
	統合失調症 数％
	認知症 数％
	その他 数％
	＜重複診断＞

2 Paroxetimeからfluvoxamineへの切り替えが有効

それでは，paroxetineで効果不十分，もしくは副作用による脱落例をfluvoxamineに切り替え，改善することができた症例を簡単にご紹介します（表2）。

30歳代の女性が主になっておりますが，これは当院の患者層を反映してのことです。また，疾患に関してもうつ病が大半で，これも当院の患者層の反映です。なかには強迫性障害の方もおられます。

そういった方々に大体paroxetineを10mg/日から投与しましたところ，1〜2週間で「目が冴えて眠れない」「胃がむかむかする」「だるい」などといった，患者さんにとってはかなり不快な副作用が出てまいりました。そこで，fluvoxamine 25〜150mg/日に切り替えました。すると大体1〜2週間で，もともとの症状が軽快して寛解に近づいていきました。

3 Fluvoxamineへの切り替えが必要なparoxetimeの副作用

私が経験しました症例では，paroxetine使用例の約20％で副作用が発生しています。そのうち，paroxetineの切り替えが必要になった症例における主な副作用は，吐き気，眠気，だるさ，過覚醒などでした。特に頻度が高いと思われる副作用は吐き気です。これは患者さんが「むかむかする」「胃が痛い」「お腹が張る」と訴える症状で，経験的にはparoxetineからの切り替えを必要とする副作用の約80％くらいが吐き気によるものです。また，眠気，だるさは患者さんが「だるい」「眠い」と訴えられますが，これらによるのが約40％。そして「目が冴える」「眠れなくなる」という訴えの過覚醒によるのが約10％を占めています（表3）。

これらの副作用のために，次のような影響が出ます。

① 患者さんが薬剤の効果発現まで待てない：効果発現には2週間ほど要するが，

表2 Fluvoxamineへの切り替えが有効であった症例

年齢	性別	疾患	切り替え前 paroxetine 投与量(mg/日)	症状	切り替え後 fluvoxamine 投与量(mg/日)	結果
33	女	うつ病	10(6日)	6日後、目が冴えて眠れない。不安増強、口渇。	25(7日) 75(7日)	不安和らぐ。身体症状改善。
44	女	強迫性障害	10(7日) 20(7日)	1週間後、動悸の訴え。2週間後、不安、確認行為とれず。20mg/日の時点で目が冴えて眠れない。10mg/日に減量後、副作用なくなるも効果不十分。	50(14日) 75 100 150	吐き気、眠気なく症状も改善。
33	女	うつ病	10(7日)	胃の「ムカムカ」が続く。症状改善するも副作用で断念。	50(7日) 75(14日) 100(7日)	吐き気なくなり、効果あり。完全寛解を目指す。
31	女	うつ病	30(7日) 20(7日) 10(7日)	気分の落ち込みはなくなる。食後の胃痛、食欲低下、眠気。かっとなって子供にあたる。吐き気、日中の眠さが続く。これ以上の増量は副作用で無理。だるさが出現。	50	副作用なく、症状安定。
39	男	うつ病	10→20(7日)		50(7日)→100(7日)→50(4日)→100(7日)→150(7日)→50(7日)→75(7日)→50(7日)	症状改善するも遅漏症状もあり。50mg/日へ減量で回復。105mg/日時点で効きすぎでモヤモヤ。ビタミンB₁を飲むと100mg/日と同じくらいの効果。75mg/日で眠気。50mg/日で調子よい。
31	女	双極性障害	10(7日)	Milnacipran 50mg/日＋prothiaden 75mg/日で治療開始。胃のむかつきで増量できないのでparoxetineを追加。眠れない。むかつき出現。	50(7日)	吐き気なくなるも、症状悪化。Prothiaden 100→125mg/日で治療するも症状改善せず。Prothiadenを75mg/日に減量し、fluvoxamine 75mg/日で治療開始。Prothiadenを漸減し、fluvoxamine 100mg/日で症状改善。
37	女	うつ病	10(7日)	倦怠感出現。	50(7日) 100(7日)	吐き気なく症状改善。以前よりあっためまいも改善。
33	女	月経前不快気分障害	5→15	吐き気。	75(7日) 100(14日) 125(14日) 150(14日)	75mg/日時点で効果なし。Paroxetineへ。再びfluvoxamine 100→125→150→200mg/日で症状改善。
45	男	うつ病	10(14日)	だるさが出現。	50(7日) 100(7日) 150(7日)	50mg/日で治療開始するもしばらく来院せず。9カ月後、憂うつ、意欲低下、早朝覚醒で来院。150mg/日で調子よい。

多くの副作用は投与後1週間以内で発現する。
② 投与量を増やせず，至適投与量まで到達できない。
③ 患者さんが副作用に懲りて来院しなくなってしまうケースもある。
　クリニックにおいては，患者さんがいらっしゃらなくなることが致命的であることはいうまでもありません。
　さて，paroxetineの副作用がどのような場合，どのような症例で発現するかについては興味のあるところですが，一定の傾向や特性は認められず，これは実際に使ってみないとわからないというのが現状です。副作用発現時にはその薬剤を漸減して，異なる薬剤を漸増していきながら切り替える，ブリッジ・メディケーションを基本としますが，副作用が重篤な場合は，離脱症状に注意しながら一気に切り替えることもあります。特にparoxetineの場合は離脱症状のリスクが高いので，患者さんに十分に説明をしています（表4）。
　Paroxetineからfluvoxamineへの切り替えでの有効率は経験的におおよそ60％くらいだと思われます。また，どのような症例がfluvoxamineへの切り替えでうまくいくかも，切り替えてみないとわからないというのが現状です。Fluvoxamineへの切り替えがうまくいったかどうかを判断するには，副作用による切り替えの場合は約1週間，効果不十分による切り替えの場合は1～3週間を必要とします（表5）。

表3　切り替えが必要なparoxetineの副作用

- Paroxetine使用例での発生頻度　約20％
- 比較的頻度の高い副作用
  （切り替えを必要とした症例を100としたときの経験的発生頻度）　重複可
  1　吐き気　　　　　　　約80％
  2　眠気・だるさ　　　　約40％
  3　過覚醒・睡眠障害　　約10％
- 副作用による影響
  1　効果発現まで患者が待てない：効果発現には，2週間ほど要するが，多くの副作用は投与後1週間以内で発現する。
  2　効果発現まで投与量を増量することができない。
  3　副作用そのものを患者が嫌がる（来院しなくなる）。

表4　Paroxetineの副作用

- どのような症例において発現するのか？
  - 一定の傾向や特性はみられない。
  - 投与してみないとわからない。
- 発現時の対応方法
  - 前薬の漸減と次薬の増量（基本）
  - 即時切り替え（副作用例）

表5　Fluvoxamineへの切り替え

- ■切り替えの有効率　約60％
- ■Fluvoxamineの切り替えがうまくいく症例
  - ●一定の傾向はみられず。
- ■切り替え後、どのくらいで判断するのか？
  - ●副作用による切り替えの場合：約1週間
  - ●効果不十分による切り替えの場合：1～3週間

4　おわりに

　最後になりますが，日常診療で最近特に注意を必要と感じております点について，いくつかご紹介します。

　第一に，SSRIの性機能障害です。これまで海外では盛んにいわれていましたが，日本ではあまり問題にならないのかと思っていました。しかし，患者さんに尋ねますと予想以上に多く，患者さんのQOLを損なう副作用であることを改めて実感しています。性機能障害の中では，男性の射精遅延に関する訴えが特に多いようです。文献で報告されているように，paroxetineで多くみられるのですが，なかなか射精できずに，結局，諦めてしまうような深刻な射精遅延の症例も経験しています。単に延びるというのではなく，苦痛なほど延びるということです。

　また偶然，SSRIとビタミンB_1を併用したケースで著効が認められるケースを複数例，経験しています。なぜ，この併用で著効が認められるのか，不思議に思っているのですが，私の調べた範囲の文献では見つかりませんでした。ただ，ビタミン剤やドリンク剤や感冒薬をよく飲まれる患者さんへの投薬は少し慎重に行っています（表6）。

　また繰り返しになりますが，離脱症状に注意して服薬指導をしています。自己中断や飲み忘れのケースは少なくないのですが，その場合に患者さんが離脱症状を症

表6　SSRIの注意点

- ■性機能障害
  - ●予想以上に多い。
  - ●特に射精に関する訴えが多い。
  - ●Paroxetineに多くみられる。
- ■ビタミンB_1との併用
  - ●SSRIの効果が増強される。
- ■減量・休薬
  - ●離脱症状（自己中断・飲み忘れが多い／患者が症状悪化と誤認するケースが多い）

状の悪化と誤認されるケースが多いようです。Paroxetineの場合，投与量の幅が狭い上に錠剤が10mg錠，20mg錠しかなく，減量が難しいので，特に注意が必要と考えています。当院では10mg錠をカットして5mg単位で調整しています。

　以上で私の発表を終わらせていただきます。ご静聴，ありがとうございました。

MDC臨床共同研究2

うつ病患者を対象としたparoxetine効果不十分，または副作用脱落例に対するfluvoxamineの有用性検討

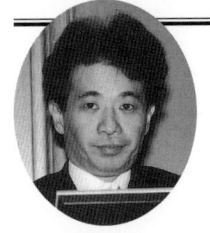

篠原　学[*]

篠原先生

　大阪大学，金沢大学，昭和大学，東京慈恵会医科大学，長崎大学，北海道大学，山梨大学の共同研究の結果を発表します。

1　目　　的

　SSRIは三環系抗うつ薬と比較して，効果面では同等，および副作用はより軽微とされ，現在，うつ病の治療の第一選択薬となっています。本邦では現在のところ，fluvoxamineとparoxetineが保険適用となっています。
　一方で，使用されたSSRIに対して，効果不十分もしくは副作用による脱落例が一定の割合で存在します。そのような症例に対し，他のSSRIへの切り替えが有効であるか否かについての検討は，海外で数例の報告がなされているのみで，非常に少ない状況といえます。
　そこで今回，paroxetine効果不十分例，または副作用脱落例を対象に，fluvoxamineへの切り替えの有用性について検討しました。

2　対　　象

　対象は，先ほど述べました7大学の精神科（外来，入院）において，DSM-Ⅳ，あるいはICD-10によりうつ病と診断され，paroxetineが投与された患者さんのうち，以下の条件に合致する症例です。

＊山梨大学医学部精神神経学・臨床倫理学講座

1）Paroxetine効果不十分例（表1）

　Paroxetineを最高30mg/日以上，通算6週間以上投与し，エントリー時点でSIGH-D（Structured Interview Guide for the Hamilton Depression Rating Scale）で15点以上と，まだ抑うつ症状が残存している症例です。SIGH-DはHAM-D（Hamilton Depression Rating Scale）の構造化面接を用いた方法で，中根允文先生が日本語版に翻訳されたものを使用（17項目）しました。

　最終的にエントリーできた患者さんは23例です。平均年齢は42.6歳±14.06歳です。男女差は12対10で，特に大きな偏りはありません。

　入院と外来に関してはあとで出てきますが，SIGH-Dのスコアが20点台の患者さんが多いということもあり，外来のほうが比較的多くなっています。効果不十分である判定時のSIGH-Dは21.1±4.6点となっており，一般的な評価でいえば中等症ということになると思います。

　Paroxetineの投与量は26.82±9.45mg/日。本来，30mg/日以上投与ということが原則でしたが，なかにはどうしても20mg/日で維持せざるをえなかった患者さんなどもエントリーされたということもあり，このような投与量となっています。

2）Paroxetine副作用脱落例（表2）

　Paroxetineの副作用により継続服用もしくは増量が困難であると患者さんが訴

表1　Paroxetine効果不十分例

- N＝23
- 平均年齢＝42.6±14.06歳（mean±SD）
- 男：女＝12：10（未記載1）
- 入院：外来＝5：18
- エピソード回数　初回：2回：4回：反復＝8：2：1：3（不明9）
- 効果不十分判定時SIGH-D＝21.1±4.6（mean±SD）
- Paroxetine投与期間＝5〜18カ月（不明4）
- Paroxetine投与量＝26.82mg±9.45mg/日（mean±SD）

表2　Paroxetine 副作用脱落例

- N＝8
- 平均年齢＝53.7±17.36歳（mean±SD）
- 男：女＝6：1
- 入院：外来＝1：5（未記載1）
- エピソード回数　初回：2回＝3：1（不明3）
- SIGH-D＝11〜22
- Paroxetine投与期間＝1週間〜1年
- Paroxetine投与量＝10〜40mg/日

え，かつ主治医が切り替えが妥当であろうと判断した症例を対象としました。

8例がエントリーされ，平均年齢は53.7歳±17.36歳。圧倒的に男性が多くなりました。SIGH-Dは大体，11～22点です。

実際の臨床の場で投与しているため，paroxetine投与期間は1週間～1年と非常に差があり，投与量も10～40mg/日という結果になっています。

3　方　　法

1）Paroxetineの効果不十分例（図1）

Paroxetine 30mg/日以上を2週間以上を含み，かつparoxetineが6週間以上投与されている状況で患者さんの同意をとりました。この時点でSIGH-Dを行い，組み込み判定としました。その後paroxetineを漸減，fluvoxamineを漸増したのち，完全に切り替えました。切替期間に関しては，当初のプロトコルでは1週間おきとしていましたが，実際，我々が外来で臨床する中で，2～4週間処方している患者さんが多いので，患者さんの来院の都合に合わせて切り替えていきました。

2）Paroxetineの副作用脱落例（図2）

Paroxetineの投与量と投与期間についてはこちらは問われません。Paroxetine 10mg/日で副作用が出た場合は，そのままoffにしている場合が多いのではないかと思いますが，20mg/日，30mg/日で副作用が出た場合は漸減されています。必ずしもこのプロトコルには当てはまらないかもしれません。その中で，fluvoxamineを漸増していき，SIGH-Dで評価するという方法をとりました。

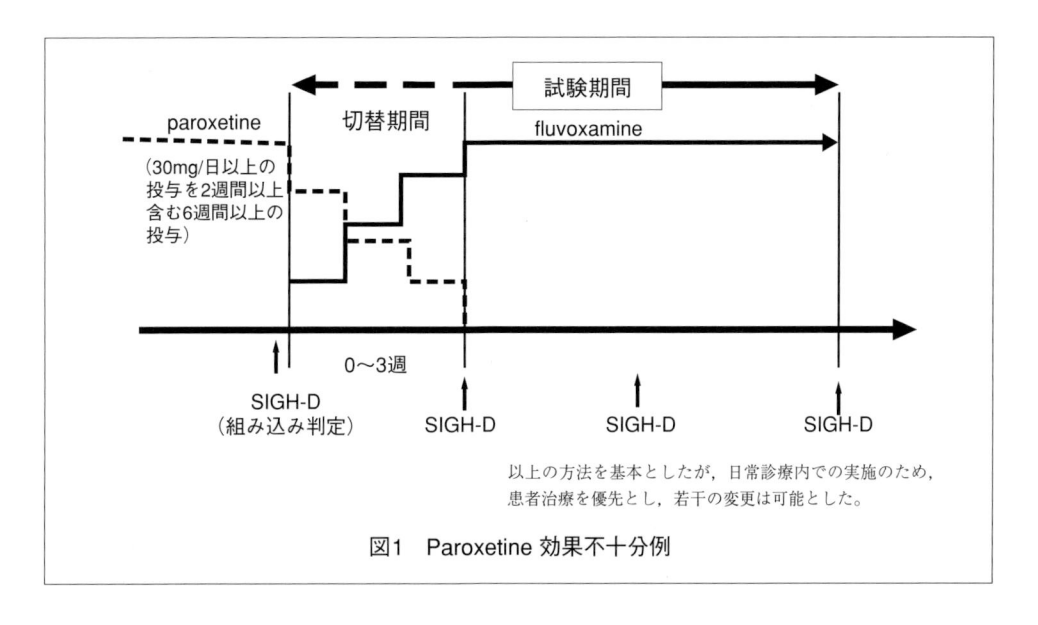

以上の方法を基本としたが，日常診療内での実施のため，患者治療を優先とし，若干の変更は可能とした。

図1　Paroxetine 効果不十分例

図2　Paroxetine 副作用脱落例

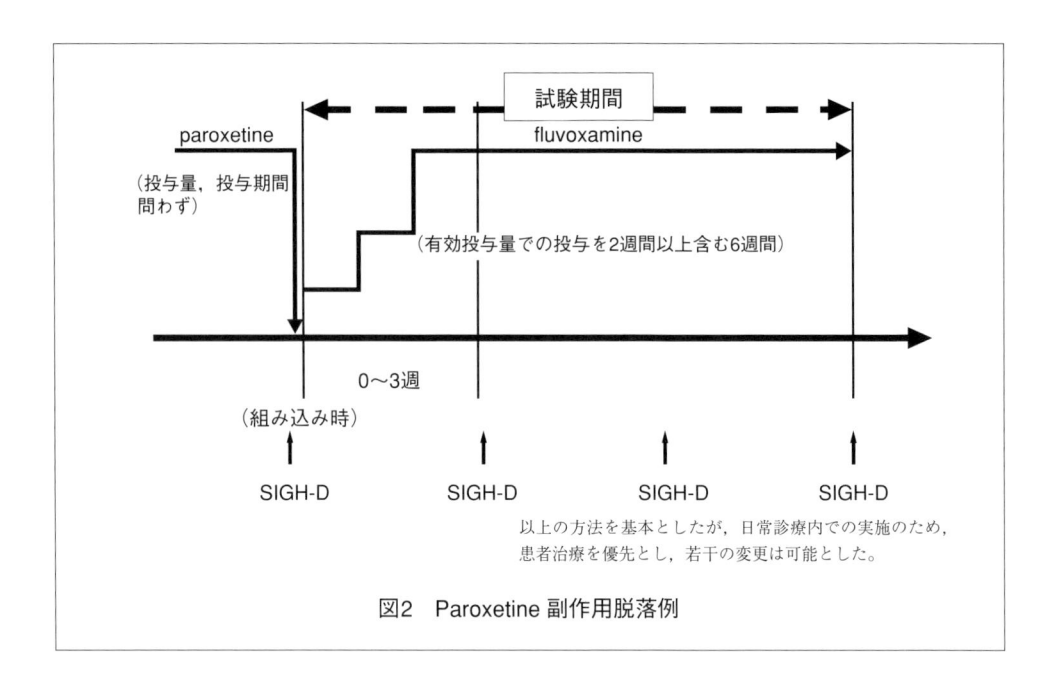

4　結　果

1）Paroxetine効果不十分例のfluvoxamineへの切り替え

　Paroxetine効果不十分例からfluvoxamineへの切り替えはトータルで23例エントリーされました。表3のⒶ（8例）は，評価終了時までにSIGH-Dが50％以上減少したケースで，一般的に有効とされる群です。表3のⒷ（6例）は減少率が30〜50％，Ⓒ（8例）は減少率30％以下となっています。Ⓓの症例15は躁転しています。

　図3は，fluvoxamineへの切り替え後のSIGH-Dスコアの変化です。縦軸にSIGH-Dのスコア，横軸に時間経過をとりました。Paroxetineからfluvoxamineに変更して，一部，途中から若干増悪しているようなケースもありますが，全体としてはかなり改善傾向を示しています。

　図4は，改善率についてエントリー時点のHAM-Dのスコアとの関連を分析したものです。躁転1例を除いているので，トータル22例になります。切り替え前のSIGH-Dの平均スコアは20点強ということで，SIGH-Dの平均スコアと改善率には関連は認められませんでした。

　表4は，paroxetine，fluvoxamineの投与量およびfluvoxamineの投与期間を示しています。SIGH-Dのスコアの減少率が50％，30〜50％の場合でも，paroxetineは約30mg/日前後が投与されていました。それからfluvoxamineに切り替えて，終了時にはfluvoxamine 150〜200mg/日が投与されていました。

表3 Paroxetine効果不十分例のfluvoxamineへの切り替え

	症例	SIGH-D推移（切り替え時→最終時）	Paroxetine投与量(mg/日)（効果不十分判定時）	Paroxetine投与期間（月）	Fluvoxamine投与量(mg/日)（最終時）	Fluvoxamine投与期間（週）	性別	病相回数	入院・外来
Ⓐ	1	24→6	30	6	100	5	M	4	外来
	9	14→7	10	12	100	9	M	不明	外来
	2	21→9	30	不明	250	6	M	不明	外来
	3	22→3	30	12	200	9	F	1	外来
	4	21→7	30	5	250	6	F	1	入院
	5	23→1	30	6	200	6	F	反復性	外来
	6	23→3	30	12	150	6	M	1	外来
	8	21→2	30	17	200	10	F	2	外来
Ⓑ	12	18→11	40	6	40	6	M	2	入院
	13	19→11	30	14	200	6	F	不明	入院
	11	19→13	40	17	200	3	F	不明	入院
	10	22→12	30	18	200	11	M	1	外来
	21	19→12	30	不明	75	11	F	反復性	外来
	18	35→22	10	14	250	7	M	1	外来
Ⓒ	17	21→17	40	2	150	3	M	1	外来
	16	24→20	20	2	300	6	M	不明	外来
	19	24→17	40	12	データなし	データなし	M	不明	外来
	20	23→25	20	7	200	6	F	不明	外来
	14	19→18	20	12以上	150	15	F	1	外来
	23	12→10	20	不明	100	8	M	不明	外来
	22	15→15	10	不明	150	7	M	反復性	外来
	7	24→18	20	12以上	200	10	F	1	外来
Ⓓ	15	15→0（躁転）	40	3週間	150	6	不明	不明	入院

Ⓐ：SIGH-Dの減少率50％以上　Ⓑ：SIGH-Dの減少率30〜50％　Ⓒ：SIGH-Dの減少率30％以下　Ⓓ：躁転

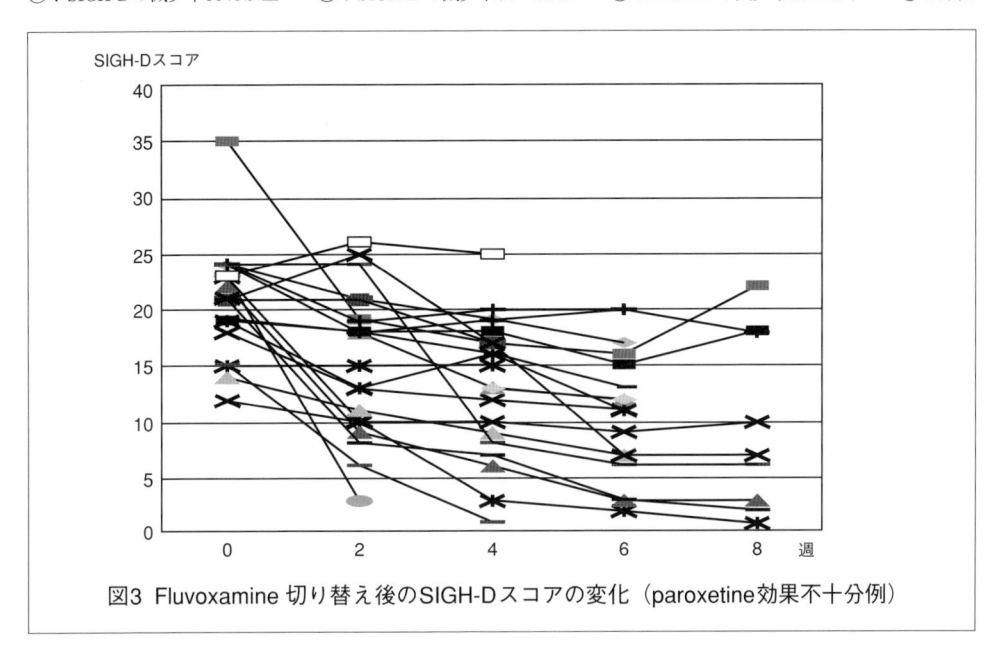

図3　Fluvoxamine 切り替え後のSIGH-Dスコアの変化（paroxetine効果不十分例）

図4 Paroxetine効果不十分例のfluvoxamineへの切り替え（SIGH-Dの変化）

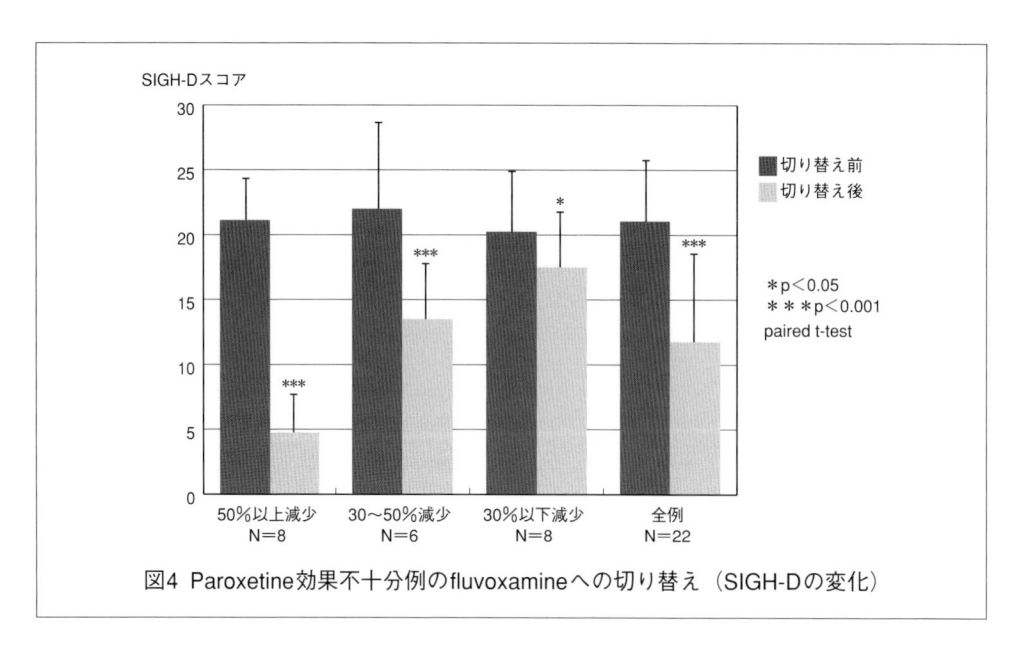

表4 SSRIの投与量および投与期間

	SIGH-D スコアの減少率			全例 （N＝22）
	50％以上 （N＝8）	30〜50％ （N＝8）	30％以下 （N＝8）	
Paroxetine投与量（mg/日）	27.5±7.1	30.0±11.0	23.8±10.6	26.8±9.5
Fluvoxamine 投与量（mg/日）	181.3±59.4	160.8±83.1	178.6（N＝7）#	
Fluvoxamine 投与期間（週）	7.1±1.9	7.3±3.1	7.9（N＝7）#	

Paroxetine 投与期間：2〜18カ月（N＝18，4例不明）
＃：1例データなし。

2）Paroxetineの副作用症例のfluvoxamineへの切り替え例

　トータルで8例がエントリーされました。表5のⒶ（5例）は，fluvoxamineに切り替えて，副作用はほとんど消失，または改善，かつ，うつ病自体も改善傾向を認めています。副作用としては，消化器症状，悪心，吐き気，射精障害などが出ていました。Ⓑの症例5は，有害作用はやや改善していますが，うつ状態はあまり変わりませんでした。Ⓒ（2例）は，paroxetineによる副作用はあまり変わらず，かつ，うつ状態もあまり変化ありませんでした。

　Paroxetineからfluvoxamineへの変更によって，8症例中5例で，消化器症状など有害事象が消失し，かつ，うつ状態が改善したといった結果を得ました。

　結果として，以下のようなことが得られました。

① Paroxetineの効果不十分例は23例，副作用脱落例は8例の計31例が本研究にエントリーされました。
② Paroxetineの効果不十分例23例のうち，fluvoxamineへの切り替えにより，8

表5　Paroxetine副作用症例からfluvoxamineへの切り替え

	症例	SIGH-D 推移（切り替え時→最終時）	PXT 投与量 (mg/日)（副作用発生時）	PXT 投与期間	FLV 投与量 (mg/日)（最終時）	FLV 投与期間	性別	病相回数	入院・外来	副作用	副作用の経過	うつ症状の経過
Ⓐ	1	20	20	1週	50	2週	M	1	外来	消化器症状	消失	改善
	2	13→12	20	1週	50	継続中	F	2	入院	皮疹	消失	抑うつ気分改善，不眠・心気症状改善せず
	3	22→11	不明	1週	75	9週		1	外来	吐き気・口渇・不穏	消失	改善
	4	10→5	10	12カ月	不明	不明	不明	不明	外来	排尿障害・射精障害	改善	改善傾向にある
	6	15→3	10	1週	50	不明	F	不明	外来	嘔気	改善	改善
Ⓑ	5	11→10	40	3カ月	100	2カ月	F	3	外来	霧視，頭重，口渇	やや改善	不変
Ⓒ	7	13	20	2週	75	3日	F	2	外来	眠気	不明	PXTの離脱症状によると思われる不安・動悸が出現
	8	17→18	10	2週	25	2週	M	1	外来	動悸・胸痛	不変	全般的に心気症状が強く不変

PXT：paroxetine　　FLV：fluvoxamine
Ⓐ：fluvoxamineに切り替え，うつ症状改善，副作用消失および改善．
Ⓑ：fluvoxamineに切り替え，うつ症状不変，副作用やや改善．
Ⓒ：fluvoxamineに切り替え，うつ症状，副作用不変．

例（34.78％）以上でSIGH-Dのスコアが50％以上減少し，14例（60.87％）で同スコアが30％以上の減少を示し，全体的にはfluvoxamineに変更して症状がかなり改善しました．

③　Paroxetineの副作用脱落例8例のうち，少なくとも5例において，fluvoxamineへの切り替えにより副作用が軽減し，かつ，うつ状態が改善しました．

5　考察とまとめ

本研究では，1つのSSRI（paroxetine）で効果不十分であった症例，また副作用による継続投与，増量が困難であった症例に対して，ほかのSSRI（fluvoxamine）が有用である可能性が示唆されました．

その理由としては，先ほど越野先生がプレゼンテーションされたように，以下のような両薬剤のプロフィールの相違が反映した結果かもしれません．
①　薬理特性（抗コリン作用，シグマ受容体親和性など）
②　薬物動態（血中濃度の線形性など）
③　離脱症状，睡眠障害，性機能障害などの副作用

このように，薬理特性や薬物動態，またparoxetineに非常に強い睡眠障害や退薬

症状，性機能障害といった問題があるのに対して，fluvoxamineのほうが忍容性が高いということがあるのではないかと思います。

1999年にfluvoxamineが発売され，のちにparoxetineが発売されましたが，「paroxetineよりfluvoxamineのほうが消化器症状が強い」といった報告が出てきた中で，臨床医がfluvoxamineからparoxetineをより高頻度に使用している傾向が認められます。ところがparoxetineは確かに抗うつ効果がより優れている印象は受けますが，やはり種々の問題があり，また無効なケースもあり，そのようなケースではやはりfluvoxamineなどの使用も積極的に考慮すべき治療法だと考えています。

今後は逆に，fluvoxamineの効果不十分例，または副作用脱落例に対して，paroxetineがどのように影響しているか，というような臨床研究も行う必要があるでしょう。また今回はopen studyでしたので，少なくともsingle blindにし，また投与者と別の者が評価するという方法をとれば，より精度の高い結果が得られるのではないかと思います。

質疑応答

——はじめてfluvoxamineを使った場合と，paroxetineから切り替えた場合とでは，効果発現期はどうでしょう。ちょっと早いのでしょうか，それとも同じぐらいでしょうか。

篠原　Fluvoxamineで有効であった症例を私自身は9例，エントリーしましたが，効果の発現は比較的遅いと思います。しかし6〜8週間ぐらいすると，SIGH-Dのスコアがかなり下がってきます。ですから，少なくとも4〜6週間ぐらいまでは十分に使用する必要があるのではないか，という印象をもちました。

> シンポジウム

うつ病の本態解明に向けてのアプローチ
―うつ病の生物学的精神医学研究における最近の動向―

講演1	橋本　謙二（千葉大学大学院医学研究院精神医学教室 助教授）
講演2	福田　正人（群馬大学大学院医学系研究科脳神経精神行動学教室 助教授）
講演3	樋口　久（市立大曲病院 院長）
パネルディスカッション	武田　雅俊／橋本　謙二／福田　正人／樋口　久／会場の先生方

座長
武田　雅俊（大阪大学大学院医学系研究科ポストゲノム疾患解析学講座 教授）

講演1

神経の可塑性とうつ病をめぐって
－BDNF，海馬での神経新生，シグマ-1受容体－

橋本　謙二*

「神経の可塑性とうつ病をめぐって」というテーマで，特に神経栄養因子であるBDNF（brain-derived neurotrophic factor），海馬での神経新生（neurogenesis）と，シグマ-1受容体について，我々の研究成果も含めて簡単に考察します。

1　脳由来神経栄養因子（BDNF）

　抗うつ薬には，急性の効果としてはセロトニンやノルエピネフリンの再取り込みを阻害し，シナプス間隙のモノアミンの含量を増やすという働きがあります。一方，抗うつ薬による臨床効果は急性ではなかなか出にくく，数週間かかるということは臨床的にいわれています。

　このようなことから，抗うつ薬によって影響を受ける細胞伝達系がそれらの効果に関与しているのではないかということが，最近，明らかになってきています。代表的なものとして，セロトニンやノルエピネフリンが増加すると，さまざまなcascadeを介して，核にあるCREB（cAMP反応性配列結合蛋白）という蛋白の燐酸化を促進し，BDNFなどの遺伝子発現を増加させることによって，神経の可塑性や神経新生，細胞のサバイバルを上昇させ，抗うつ効果につながるのではないかということが示唆されています（図1）。

　図2は，うつ病患者の海馬の錐体細胞におけるBDNFの役割を示しています。左は正常な状態で，BDNF，モノアミン，グルタミン酸，その他，いろいろなものがありますが，これらが核内のCREBに作用して，BDNFを産生し，普通の状態が維持されています。中央のようにストレスなどがかかると，BDNFなどの減少によっ

---

*千葉大学大学院医学研究院精神医学教室 助教授
　（現：千葉大学社会精神保健教育研究センター病態解析研究部門 教授）

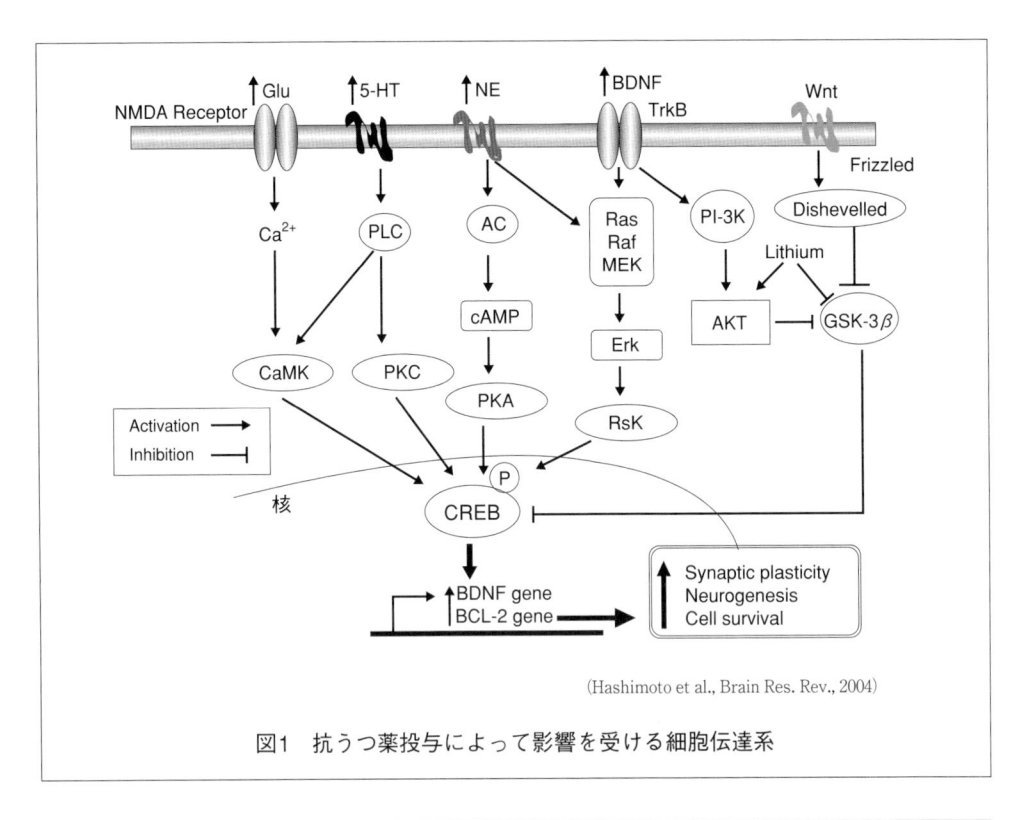

(Hashimoto et al., Brain Res. Rev., 2004)

図1　抗うつ薬投与によって影響を受ける細胞伝達系

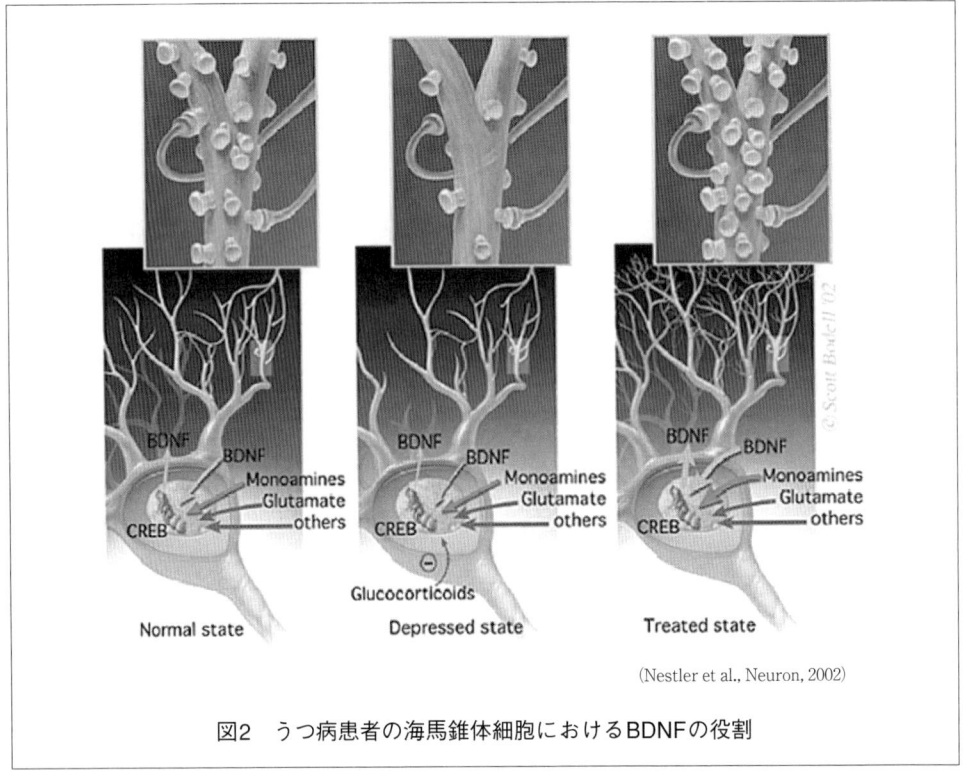

(Nestler et al., Neuron, 2002)

図2　うつ病患者の海馬錐体細胞におけるBDNFの役割

て産生するBDNFも減少します。また一方，グルココルチコイドの上昇によってBDNFが減少します。このように，原因か結果かはわかりませんが，樹状突起の減少などにBDNFの減少が関係しているのではないかというのが，最近のいくつかの研究で明らかになっています。この状態を抗うつ薬や電気痙攣などで治療しますと，右のように改善して，BDNFも増加することによって元に戻っていきます。このような仮説が，最近，支持されています。

このようなことから，うつ病にBDNFが関与しているというのは臨床，画像研究や動物実験からも示唆されていますが，ヒトにおいては，実際，どのようになっているかという報告はあまりありません。

そこで我々は，本当にうつ病の患者さんでBDNFが減少しているかどうか，あるいは減少している患者さんに抗うつ薬などで治療した場合に，本当にBDNFが変化するかということに興味をもちました。

図3は，未治療のうつ病の患者さん，あるいは治療中の患者さん，および健常者の血清中のBDNF濃度を測定した図です。これからわかりますように，未治療の患者さんの血清中のBDNF濃度は健常者と比べると有意に低くなっています。また，未治療の患者さんは，治療中の患者さんに比べても有意に低いということがわかります。

今回，我々は血液中のBDNF濃度を測定していますが，本当に脳内のBDNF濃度を反映しているかというのは，実際，測定することができないので，極めて難しいのです。しかし，いくつかの動物実験の結果より血液と脳のBDNF濃度を発達段階で調べると，ある程度の相関がある，という論文があります。また，BDNFを動物

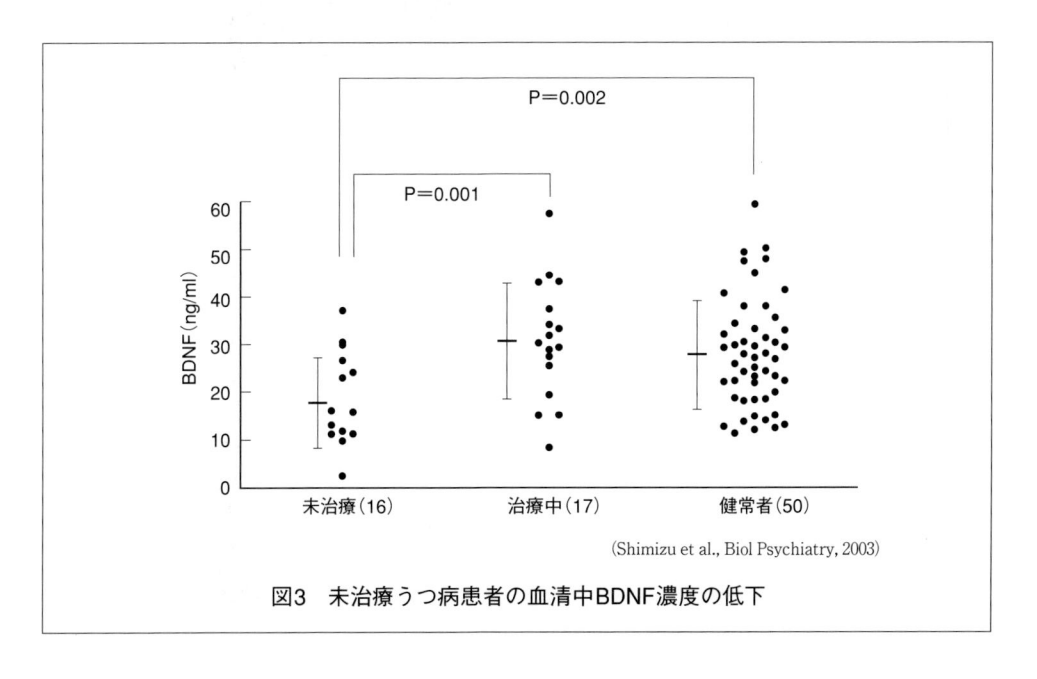

(Shimizu et al., Biol Psychiatry, 2003)

図3　未治療うつ病患者の血清中BDNF濃度の低下

に投与すると血液脳関門を通過するという論文もあります。これらより，血清中のBDNF濃度がある程度，脳内のBDNF濃度を反映していると考えてよいのではないかと思います。

　そこで我々は，この血中濃度とうつ症状の重症度との関係について調べてみました。図4は，横軸にHAM-D（Hamilton Depression Rating Scale）をとり，縦軸にBDNF濃度をとっています。●が未治療，▲が治療中の患者さんのデータです。この図からわかるように，それほど強くはありませんが，負の相関がみられます。すなわち，うつの症状が悪いほどBDNF濃度が低い傾向にあることがわかりました。

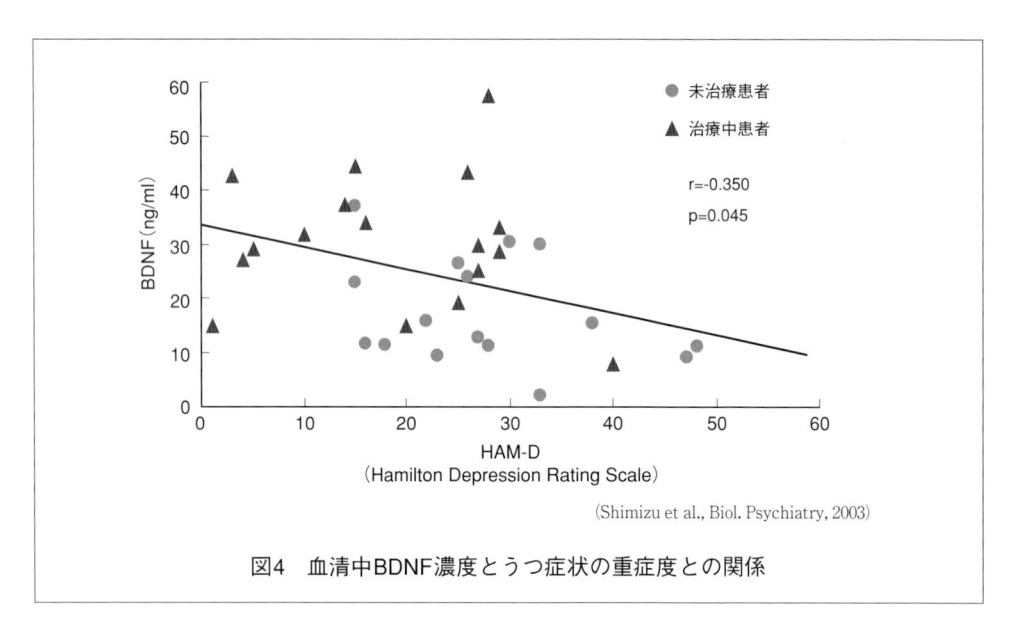

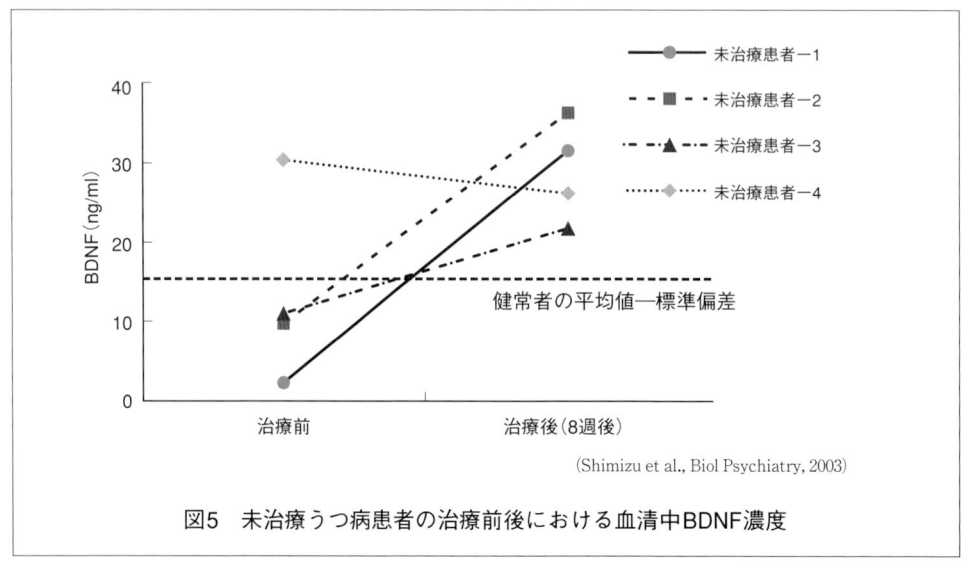

図4　血清中BDNF濃度とうつ症状の重症度との関係

図5　未治療うつ病患者の治療前後における血清中BDNF濃度

そこで我々は，同一の患者さんで，治療前と治療後で本当にBDNF濃度が改善するのかどうかを検討しました（図5）。すべて未治療の患者さんで，治療前と治療8週後を調べた結果，8週後にはHAM-Dの値はすべて改善しています。図5からわかるように，治療前は健常者の平均値より低かった3名の患者さんのBDNF濃度が，症状の改善とともに増加しています。一方，未治療患者4の方は，治療前のBDNF濃度も普通で，ほとんど変化はありません。これらのことから，BDNF濃度が低いことによって症状が出ている群と，1例だけですから何ともいえませんが，BDNFではないものが原因でうつになっている群があるのではないでしょうか。我々のグループだけではなく，海外のグループからもいくつか報告されているので，血清中のBDNF濃度がうつの生物学的マーカーになるのではないかと思います。

2 海馬における神経新生

次に，海馬における神経新生（neurogenesis）について簡単にご報告します。以前は哺乳類を含め我々の脳の神経細胞は再生しないと考えられていましたが，最近の研究より，我々の脳は死ぬまで新しい神経を新生していることが明らかになってきました。

図6の右側はラットの脳です。ラットの場合には，主に海馬の歯状回で神経新生が行われています。また，脳室周辺でも，神経新生が活発に行われています。ここでできたものが嗅脳（olfactory bulb）のほうに移動していることも，最近わかってきています。

抗うつ薬による抗うつ効果に神経新生が本当に関係しているかどうかを調べた論文が，『SCIENCE』に発表されています（図7）。上の図では，海馬の歯状回（SGZ）

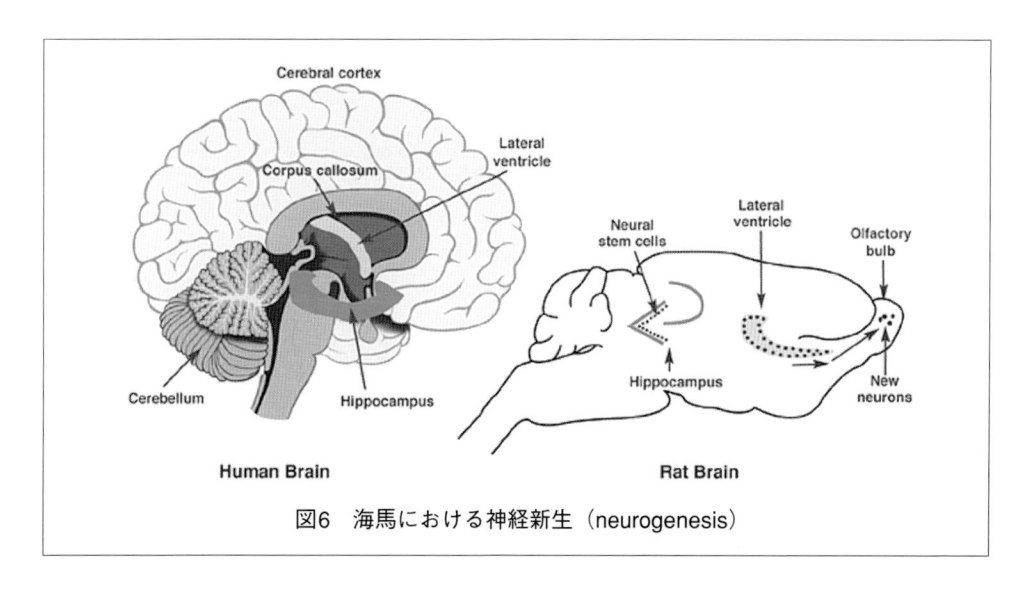

図6 海馬における神経新生（neurogenesis）

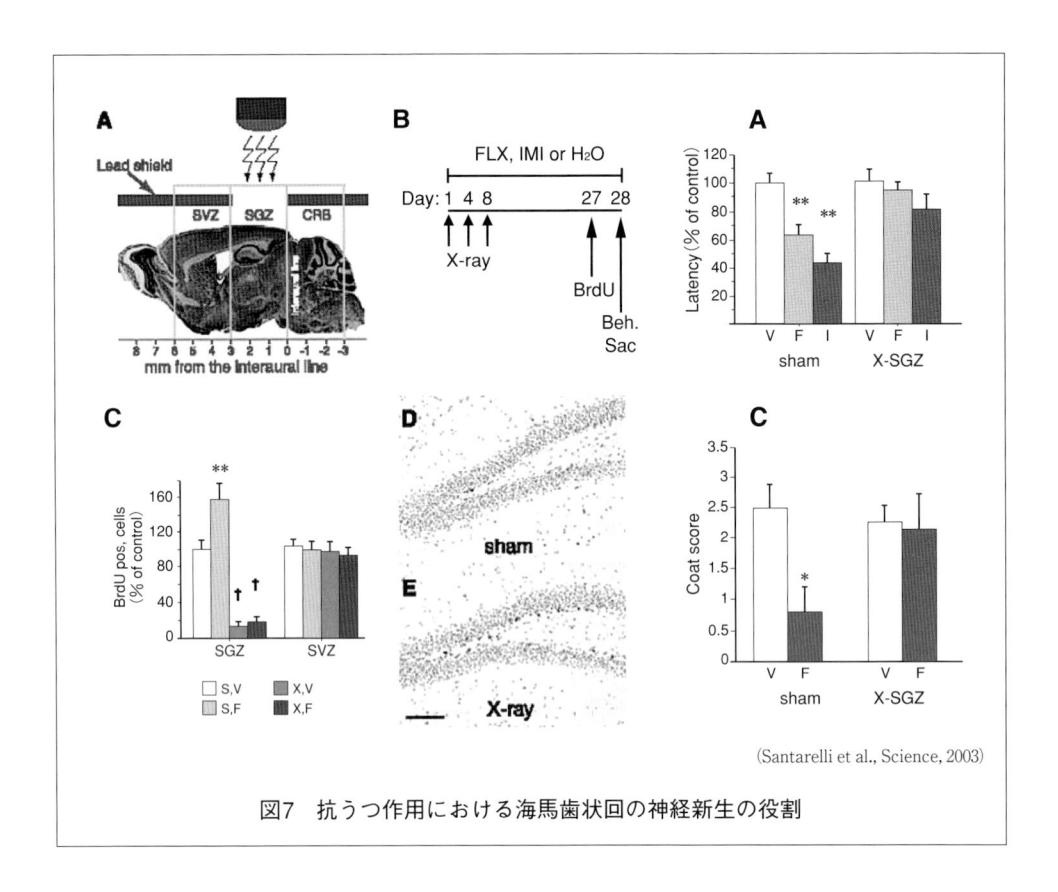

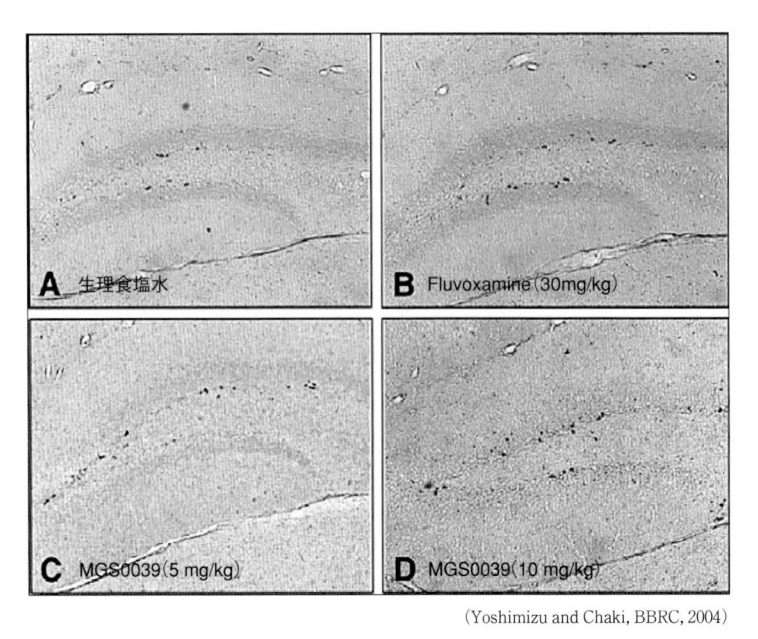

図7 抗うつ作用における海馬歯状回の神経新生の役割
(Santarelli et al., Science, 2003)

図8 海馬歯状回の神経新生に及ぼすfluvoxamineとMGS0039の効果
（MGS0039：代謝型グルタミン酸Ⅱ受容体拮抗薬）
(Yoshimizu and Chaki, BBRC, 2004)

をX線で照射すると，海馬の新生がなくなります。下の図では，BrdU（bromodexyuridine）で海馬の神経新生をみているのですが，X線を照射するとBrdU陽生細胞が有意に減少します。すなわち，X線を照射することによって，SGZの部位の神経新生を障害させるわけです。このような動物を用いて，抗うつ薬であるfluoxetineやimipramineを2週間以上投与し，うつのモデルで行動を調べています。

これからわかるように，fluoxetineやimipramineで有意に改善します。X線でSGZの神経新生が障害されると，fluoxetineやimipramineの効果が完全に消えています。つまり，これらの薬剤の薬理効果には，この部位での神経新生が重要であるということを示しています。下の群ではfluoxetineで有意に改善しますが，X線を照射した群ではほとんど差がありません。この論文では，抗うつ薬の抗うつ効果には海馬歯状回における神経新生が極めて重要であると示唆しています。

それでは，現在使われているfluvoxamineなどが海馬歯状回の神経新生にどのように影響を与えるのでしょうか。図8は，大正製薬が現在開発している代謝型のグルタミン酸Ⅱ受容体拮抗薬MGS0039を慢性投与し，先ほどと同じように神経新生を調べたものです。Fluvoxamine投与群で若干増えているようにみえます。黒いところが神経新生の起きている部位です。MGS0039投与群でも神経新生の増加が起きていることがわかります。

図9はこれをグラフにしたものです。Fluvoxamineによって有意に増加し，MGS0039でも有意に増加しています。すなわち，fluvoxamineの薬理効果にも，神経新生を増加させる作用があるということがわかります。一方，現在開発中のMGS

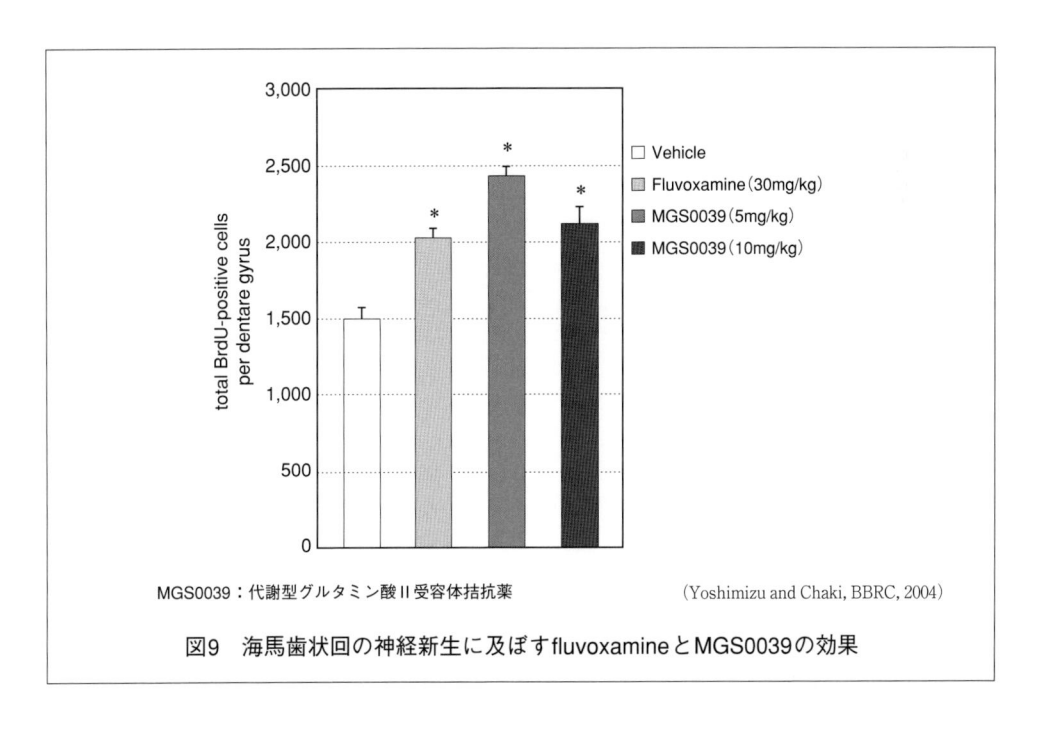

図9　海馬歯状回の神経新生に及ぼすfluvoxamineとMGS0039の効果

MGS0039：代謝型グルタミン酸Ⅱ受容体拮抗薬　　　　　　（Yoshimizu and Chaki, BBRC, 2004）

0039もうつ病の動物モデルで改善効果を示しており，今後，期待できる薬剤ではないかと考えられます。

3　シグマ-1受容体

次にシグマ-1受容体について簡単に説明します。先ほどの越野先生のお話にもありましたように，fluvoxamineがシグマ-1受容体に親和性があるということから少しお話しいたします。

シグマ受容体はオピオイド受容体のサブタイプとして，1976年に発見されました。しかし，オピオイド受容体の拮抗薬であるnaloxoneなどではまったく拮抗されないことより，現在ではオピオイド受容体のサブタイプではなく，独立した受容体であるとされています。

このシグマ受容体に結合する化合物は，中枢神経系においてさまざまな神経系に調節的に作用し，抗精神病作用，抗うつ作用，認知機能障害改善作用，抗薬物依存作用などを有することが知られています。代表的な抗精神病薬であるhaloperidolもシグマ受容体に結合することはよく知られています。

シグマ受容体の研究は1990年代にわが国でも盛んに研究されましたが，まだ受容体がクローニングされていなかった関係で，その後，下火になりました。1996年に単離精製し，クローニングされ，膜一回貫通型の受容体で小胞体に存在することが明らかになりました。また，このシグマ-1受容体は間接的にNMDA（N-methyl-D-aspartate）受容体を介してグルタミン酸神経系を制御します。このようなことから，このシグマ受容体は精神疾患にも重要な役割を果たしていることが示唆されます。

表1は，シグマ受容体サブタイプ（現在，シグマ-1，シグマ-2）に対するSSRIを含む抗うつ薬の親和性を調べたものです。Fluvoxamineはシグマ-1受容体に対して

表1　シグマ受容体サブタイプに対する抗うつ薬の親和性

Drugs	Ki(nM)		Ki ratio
	sigma-1	sigma-2	（sigma-2/sigma-1）
Fluvoxamine	36	8439	234
Sertraline	57	5297	93
S(＋)Fluoxetine	120	5480	46
(±)Fluoxetine	240	16100	67
Citalopram	292	5410	19
Imipramine	343	2107	6
Paroxetine	1893	22870	12
Desipramine	1987	11430	6
R(−)Fluoxetine	2180	24100	11
(±)Norfluoxetine	2377	34630	15

(Narita, N. et al., Eur. J. Pharmacol., 1996)

高い親和性を有していますが，paroxetineはほとんど作用しません。これらのことから，fluvoxamineの薬理効果にはシグマ-1受容体が関与している可能性があるのではないかと我々は考えております。

図10は，うつ病の動物モデルとして頻繁に使われている強制水泳モデルにおけるシグマ-1受容体作動薬の効果を調べたものです。縦軸に無動時間，横軸にvehicle群とSA4503（参天製薬で開発された選択的なシグマ-1受容体の作動薬），pentazocine（シグマ-1受容体の作動薬），NE-100（大正製薬で開発されたシグマ-1

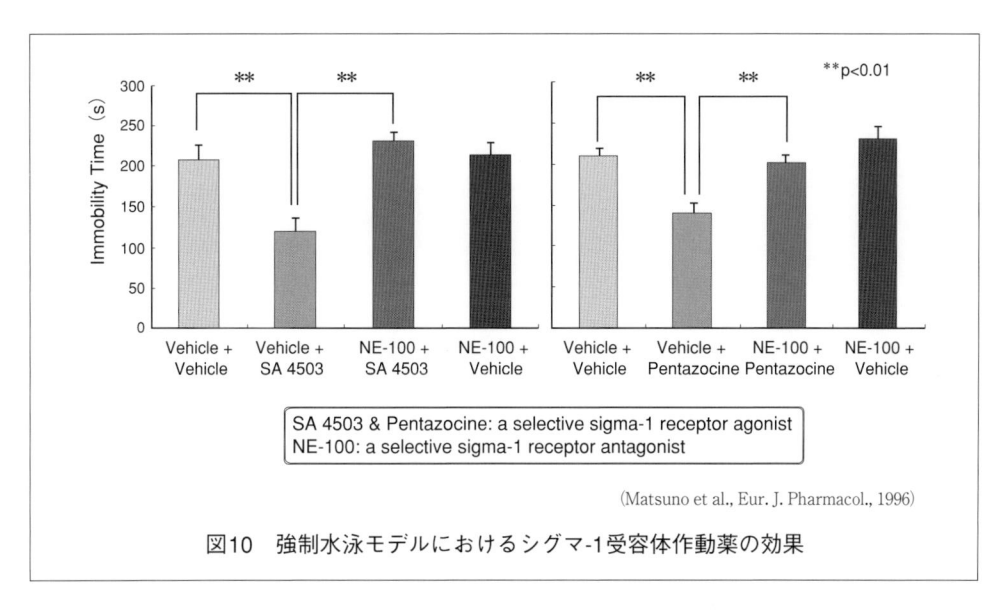

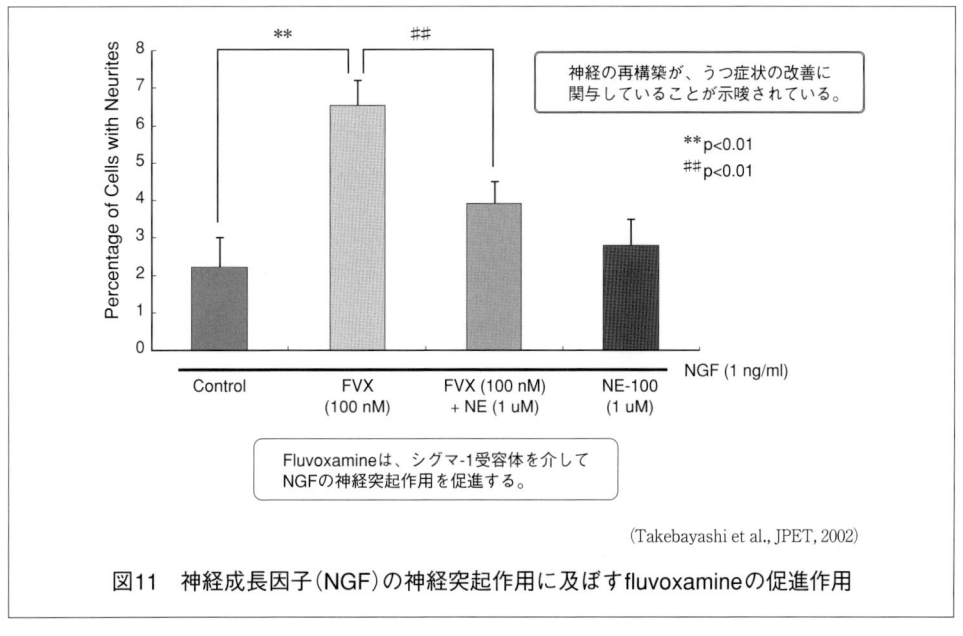

図10　強制水泳モデルにおけるシグマ-1受容体作動薬の効果

図11　神経成長因子（NGF）の神経突起作用に及ぼすfluvoxamineの促進作用

受容体の拮抗薬）をとっています。SA4503とpentazocineは有意に改善しています。また，改善効果は拮抗薬であるNE-100によって拮抗されます。また，NE-100単独ではまったく作用しないので，SA4503，あるいはpentazocineの効果はシグマ-1受容体を介して抗うつ効果を示しているということがおわかりになるでしょう。

　現在，いろいろな神経の再構築がうつ症状の改善に関与しているということがいくつかの研究で示唆されています。図11は，神経成長因子（NGF）の神経突起作用に及ぼすfluvoxamineの促進作用を調べたものです。細胞培養を用いた試験で，PC12細胞にNGFを添加すると，神経突起促進作用が観察されます。濃度1 ng/mlのNGFでfluvoxamine 100nmolを同時添加すると，神経突起作用が有意に増強されます。興味深いことに，fluvoxamineによる促進作用がシグマ-1受容体の拮抗薬であるNE-100の投与によって有意にブロックされます。またＮＥ-100単独ではほとんど差がありません。これらのことからfluvoxamineはシグマ-1受容体を介してNGFの神経突起作用を促進しているということがわかります。うつ病の改善に神経の再構築が必要といわれているので，fluvoxamineなどのシグマ-1受容体の作動薬にはこのような作用があるのではないかといわれています。

　次に我々は，認知障害のモデルとして，現在，新奇物体再認識テスト（Novel Object Recognition Test）（図12）を進めています。このモデルにおいて，シグマ受容体が重要な役割を果たしているということが明らかになりつつあります。未発表ですが，簡単にご報告します。

　最初にマウスをオープンフィールドに入れ，新しい物体AとBを置きます。マウスは新しい物体のほうに近づきます。AとBは形は違いますが，同じようなものですので，最初のtraining sessionのときには，ほとんど50％の割合でそれぞれの物体に行きます。1時間後にBだけをCにかえますと，マウスはCのほうに行きます。24

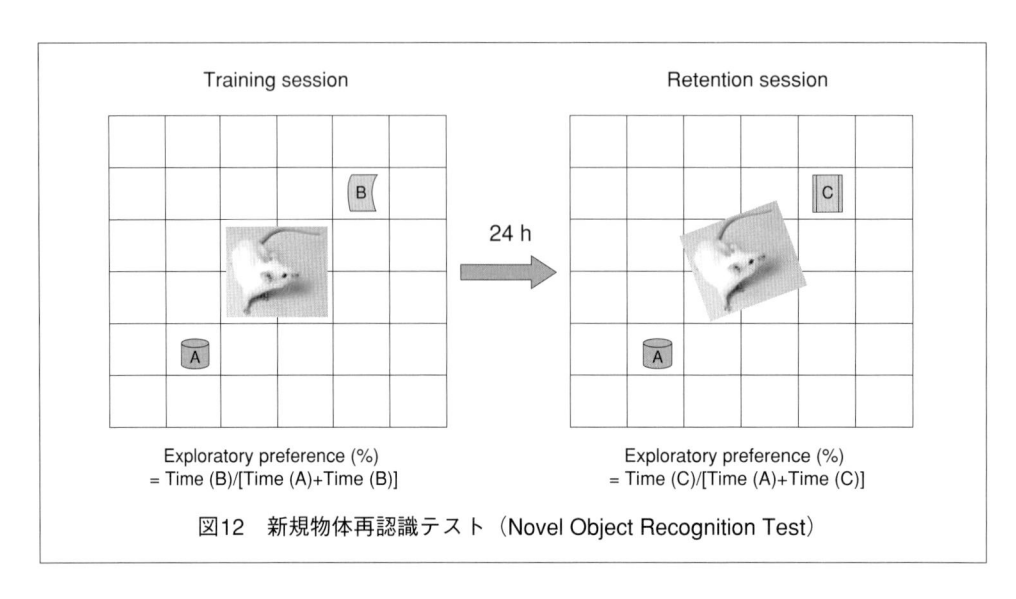

図12　新規物体再認識テスト（Novel Object Recognition Test）

時間後にまた同じようにして，どちらに行ったか，割合を調べます．記憶学習，すなわち認知の検査として最近よく使われています．

先ほど，お話ししたモデルにおいて，我々はphencyclidine（PCP）を使って，認知の障害をつくってみました．PCPはヒトに統合失調症と酷似した症状（陽性症状や陰性症状，認知機能障害）を引き起こす薬物で，NMDA受容体の遮断薬です．実験方法として，ICRのマウスに，生理食塩水，PCP 10mg/kgを1日1回，5日間投与し，また土曜日曜を空けて5日間投与し，今度は6週間空けて，この実験を繰り返しました（図13）．

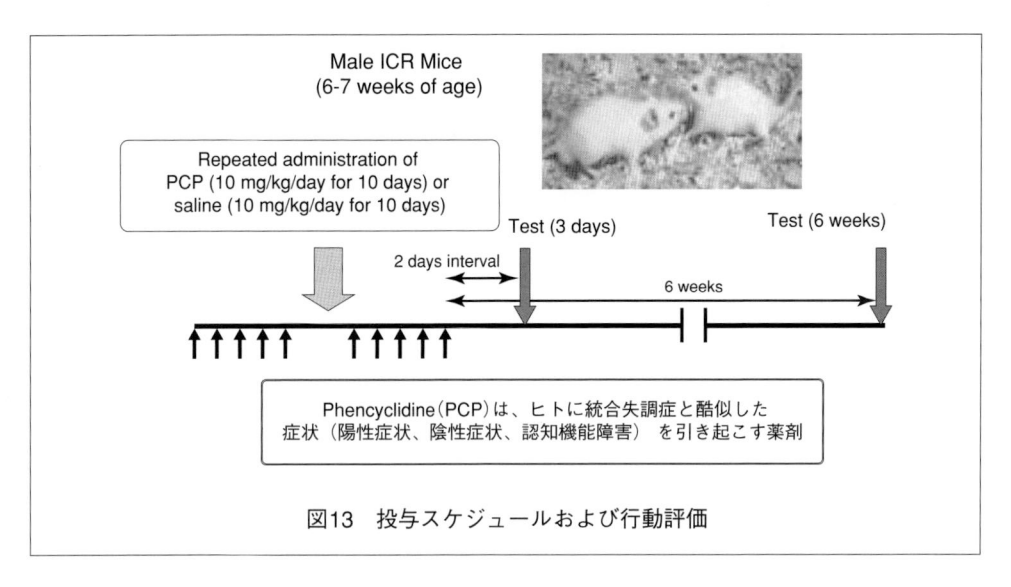

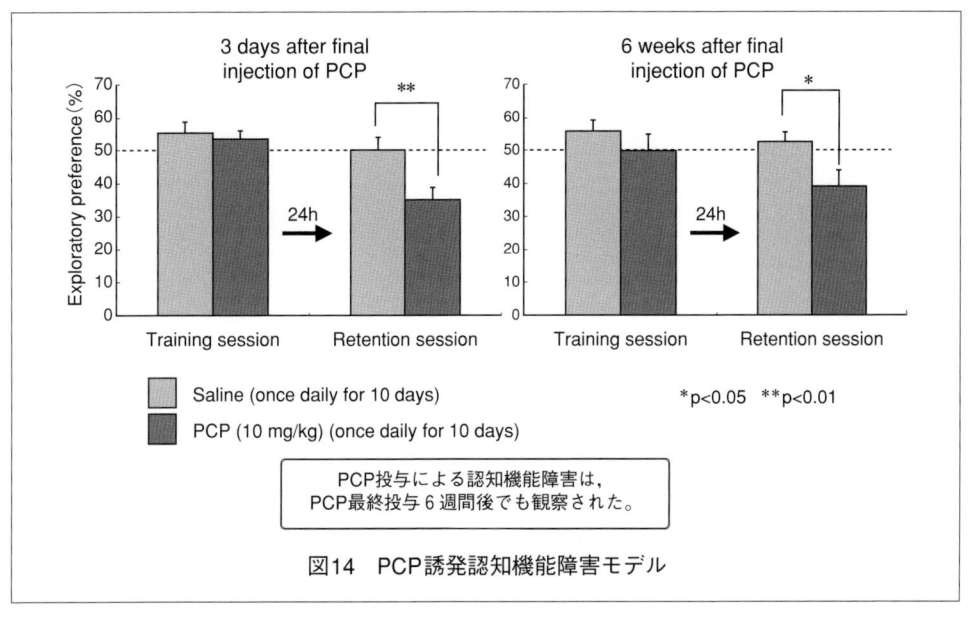

図13 投与スケジュールおよび行動評価

図14 PCP誘発認知機能障害モデル

図14の左のグラフは，PCPを最終に投与して3日後の結果です。Training sessionでは，生理食塩水投与群，PCP投与群でまったく差はありませんが，24時間後にもう一度みますと，生理食塩水投与群はほとんど50％ですが，PCP投与群は有意に低いという結果が得られました。新しいほうには行かないで，古い物体に約70％が行っている。となると，記憶はさほど障害されていなくて，逆に新しいものには興味がなくて，古いものに執着しているのか，その古いものを逆に好んでいるために，このような結果になったのではと考えています。おそらく統合失調症などの陰性症状の1つである社会的な引きこもりのようなモデルとして考えてもよいのではないでしょうか。

　同様に図14の右のグラフのように，PCPを投与して6週間たっても，同じように障害があります。すなわち，PCP投与による認知機能障害は，最終投与6週間後でも観察されることがわかりました。このようなモデルを使って，fluvoxamineの効果を調べました。

　図15は，実験スケジュールです。先ほどと同じように，PCP，あるいは生理食塩水を合計10回うち，2日間空けて，そのあとにfluvoxamine 20mg/kg/日を2週間投与した群，シグマ-1受容体の拮抗薬であるNE-100を同時に投与した群，NE-100だけを投与した群，コントロールとして生理食塩水を投与した群に分けて実験を行いました。

　図16がそのデータです。左側のtraining sessionでは，すべての群で差はありません。しかしながら，24時間後のretention sessionでは，PCPの投与でできてしまっ

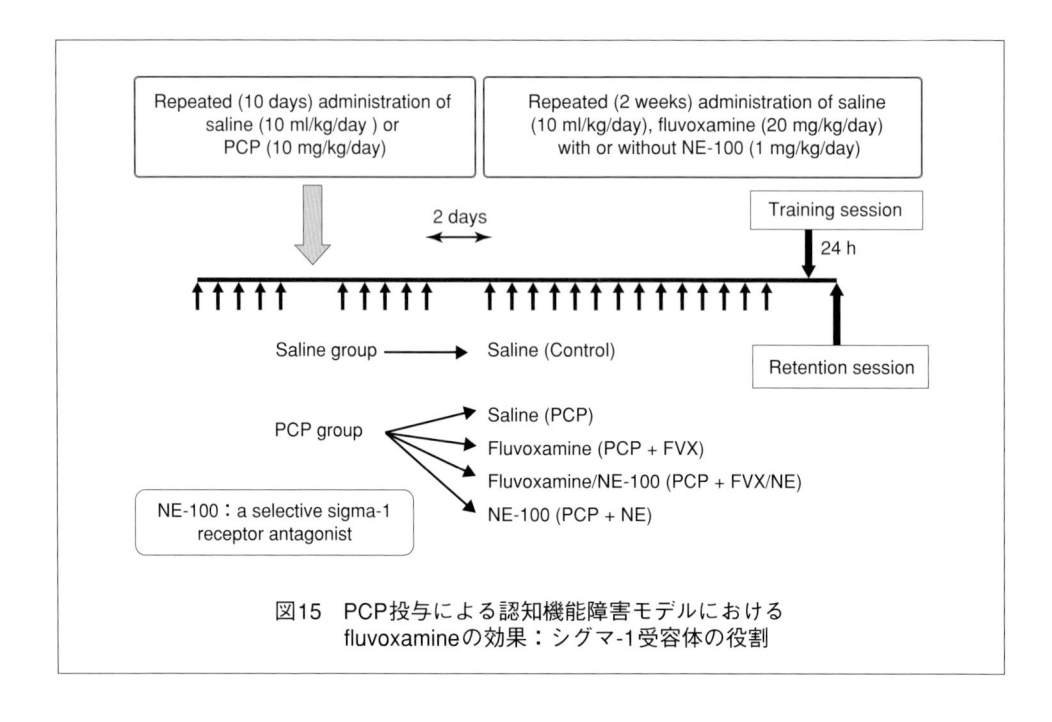

図15　PCP投与による認知機能障害モデルにおける
　　　 fluvoxamineの効果：シグマ-1受容体の役割

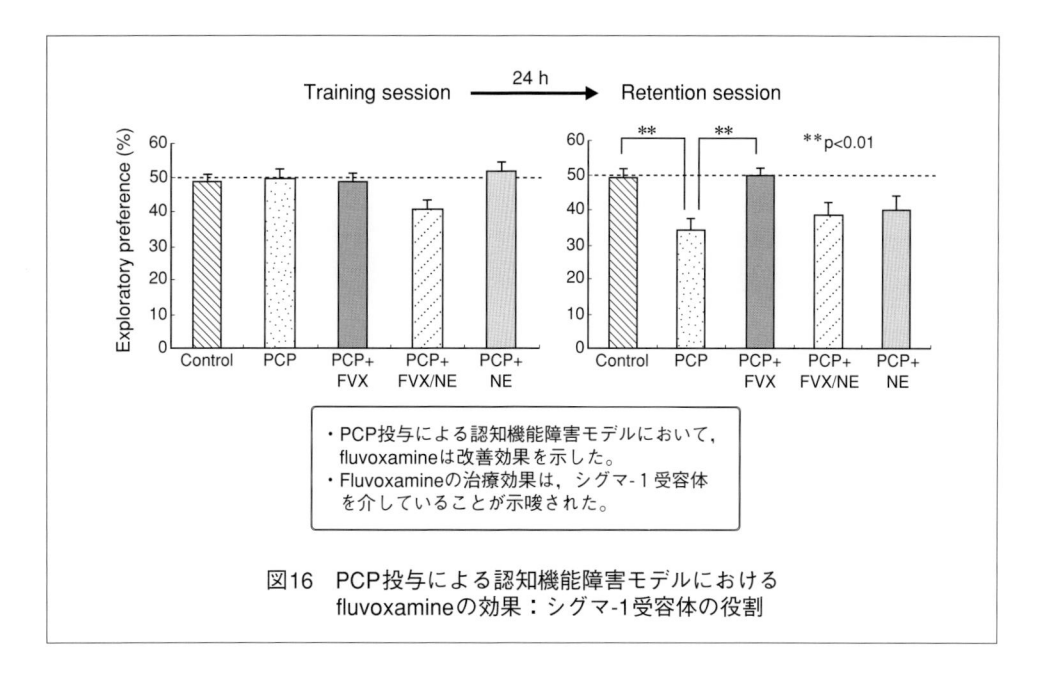

図16 PCP投与による認知機能障害モデルにおけるfluvoxamineの効果：シグマ-1受容体の役割

・PCP投与による認知機能障害モデルにおいて，fluvoxamineは改善効果を示した。
・Fluvoxamineの治療効果は，シグマ-1受容体を介していることが示唆された。

た障害がfluvoxamineの投与で有意に改善しています。また，改善効果がシグマ-1受容体の拮抗薬であるNE-100の同時投与によって拮抗されています。またNE-100ではほとんど影響はありませんでした。このようにPCP投与による認知機能障害モデルにおいて，fluvoxamineは改善効果を示しました。また，fluvoxamineの治療効果がシグマ-1受容体を介していることが，NE-100を使った実験で明らかになりました。

4 まとめ

① 脳由来神経栄養因子（BDNF）は，うつ病の病態に関与している可能性がある。
② 抗うつ薬の治療メカニズムに海馬歯状回における神経新生（neurogenesis）が関与している。
③ Fluvoxamineはシグマ-1受容体に作用するが，ほかのSSRI（paroxetineなど）の作用は非常に弱い。
④ Phencyclidine（PCP）の繰り返し投与によって惹起される認知機能障害において，fluvoxamineの後投与は有意に改善することがわかった。また，fluvoxamineの改善作用にシグマ-1受容体が関与していることが示唆された。

以上のことから，シグマ-1受容体のアゴニスト作用を有するfluvoxamineは，ほかのSSRIとは異なったユニークな作用を有することが明らかになりました。

講演2
うつ病のNIRSを通じた解明

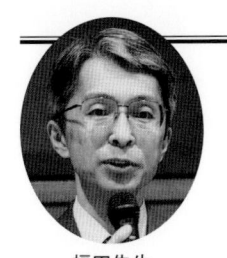

福田　正人[*]

福田先生

今日は，4つのテーマでお話しします。

1　脳機能の賦活反応性

図1は横軸に時間，縦軸に脳血流量や脳代謝量を示したものです。一般に研究においては，1つは安静時の活性，もう1つは課題を課して賦活反応性を検討するということがあります。例えばPETやSPECTについて安静時で検討を行うのは，安静時活性です。PETで賦活研究を行う，あるいはfMRIで検討を行うというのは，賦活反応性をみているわけです。この安静時活性と賦活反応性は必ずしも区別しないで検討しますが，分けて考えたほうがよいのではないかというのが私の考えです。

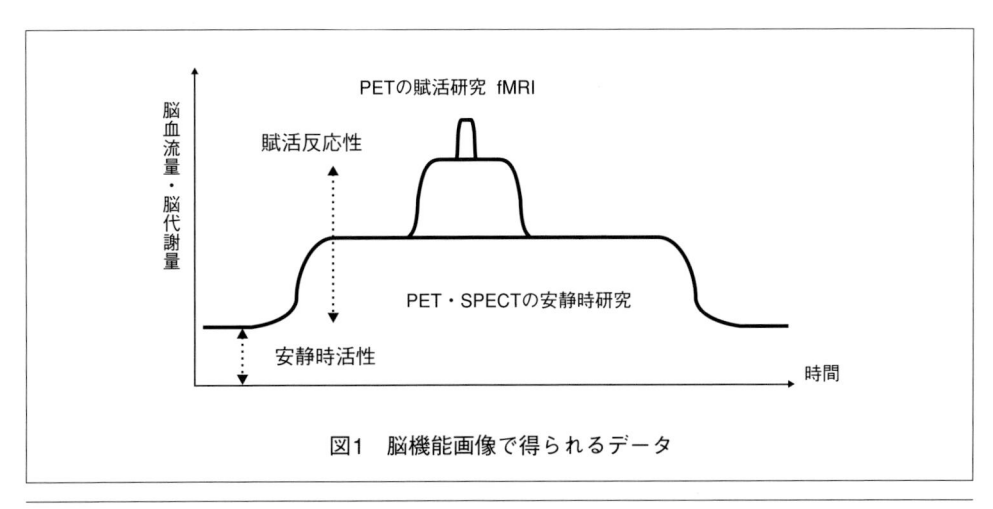

図1　脳機能画像で得られるデータ

---

[*]群馬大学大学院医学系研究科脳神経精神行動学教室 助教授

表1 気分障害症状と脳機能画像所見（推測）

	Unipolar depression	Bipolar depression	UP vs. BP
安静時活性	抑うつ気分 意欲低下	抑うつ気分 意欲低下	UP＝BP？
賦活反応性	喜びの減退 集中力減退 反応性低下	気分反応性 制止症状 症状の変動	UP＜BP？
病前性格	几帳面 対人配慮 弱力性	循環性格 熱中・徹底 強力性	執着性格の両面 （賦活と関連？）

　安静時活性と賦活反応性がいつもパラレルかどうか，また精神現象においてそれぞれがどういう意味をもつのかということは，もう一度考える必要があるのではないかと思っています。

　私の解釈ですが，気分障害の症状を安静時活性と賦活反応性の2つに当てはめると，表1のようになるのではないかと考えています。抑うつ気分や意欲低下は安静時活性に関係すると考えるのが妥当のような気がします。単極性であっても双極性であっても，うつ病の場合に認められます。それに対して，例えば「楽しいものをみても楽しくない」「おいしいものを食べてもおいしくない」，あるいは気分の反応性が悪い，というものは，賦活反応性といえるのではないかと思います。これは私のとらえ方ですが，単極性の場合には賦活反応性はおしなべて低下しているように感じられます。これに対して，双極性のうつ病の場合には，気分にある程度の反応性がある，あるいは制止症状が強い，症状が日によってかなり変動する，調子が悪いといっても，ある日ぽつんと一日，調子のよい日が混じる，そういうことがありますので，賦活反応性については双極性のうつ病のほうが高い可能性があると思います。病前性格については，一般的に執着性格といいますが，執着性格の中には弱力性のファクターと強力性のファクターがあります。強力性のほうの熱中や徹底などは，今の分け方でいいますと，どちらかというと賦活反応性に入るのではないでしょうか。このように，安静時活性と賦活反応性の働きを，うつ病の臨床症状と合わせて考えることができるのではないかと，私は勝手に考えています。

　今日お話ししますのは，近赤外線スペクトロスコピー（Near Infra-Red Spectroscopy: NIRS）（近赤外分光法ともいいます）という方法です。医療分野で用いているパルスオキシメータは近赤外光が主に指などを透過する際の吸収を利用して，酸素飽和度を測定するものです。近赤外光の反射光を利用して，これを多チャンネル化したものによって大脳皮質の血液量を測定するのが多チャンネルのNIRSで，保険診療においては「光トポグラフィー検査」という検査項目にあげられています（図2）。

　図3に装置が2台並んでいますが，例えばPETやSPECTなどに比べますと非常に

小さな装置です。右側のように，プローブを頭の上に乗せて測定するだけですから，負担にはなりません。

NIRSの特徴を簡単にまとめると，次のようになります。
① 近赤外線の散乱光によりヘモグロビン濃度変化を測定：無害で苦痛を伴わず，反復測定が可能。
② 大脳皮質の脳血液量変化を反映：ベースラインからの変化値として。
③ 時間分解能が高い（0.1秒）：脳機能の測定に適する（時間的変化），空間分解能は低い（2～3cm）。
④ 装置が小型で，ランニング・コストが低廉：自然な状態で，簡便に測定できる。

全体としては大脳皮質機能の賦活反応性に簡便に測定できる装置といえます。

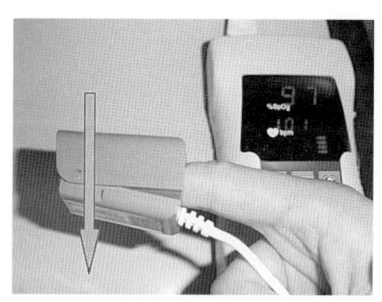

パルスオキシメータ
透過光を検出
酸素飽和度を測定

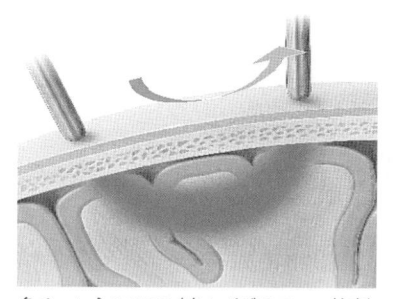

多チャンネルNIRS（光トポグラフィー検査）
反射光を検出
大脳皮質血液量を測定

図2　近赤外線スペクトロスコピー（NIRS）（近赤外分光法）

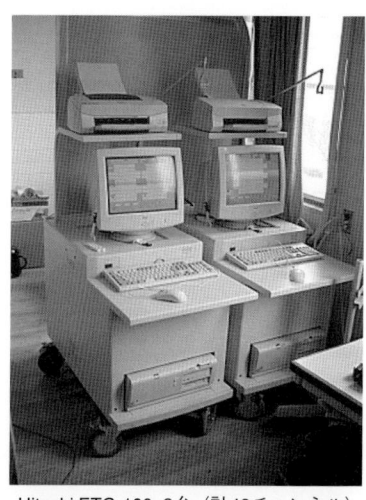

Hitachi ETG-100 2台（計48チャンネル）

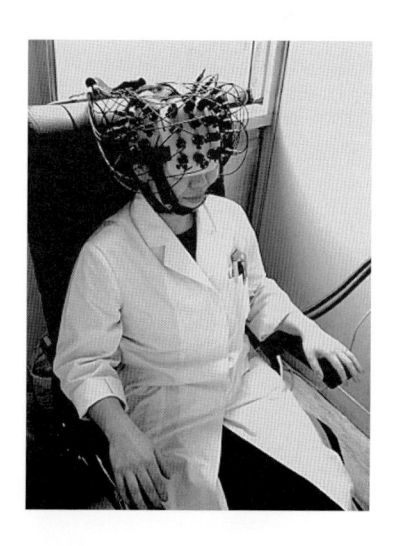

図3　測定場面

2 気分障害のNIRS所見

タスクとして用いているのは言語流暢性課題（verbal fluency test）です。なるべく多くの患者さんに受けていただこうと思っていますので，例えば「『あ』で始まる言葉を言ってください」というような非常に簡単な課題にしております。実際に測定をしているのは，図4に示したように，主に前頭前野，シルビウス裂後半部の周辺などです。

対象としたのは，健常群，HAM-D（Hamilton Rating Scale for Depression）得点が10点ぐらいの軽いうつ病の患者さん，双極性障害のうつ状態の患者さん，また一部，軽躁・混合状態の患者さんも検討しています。単極性，双極性では，うつ症状としては差はありません（表2）。

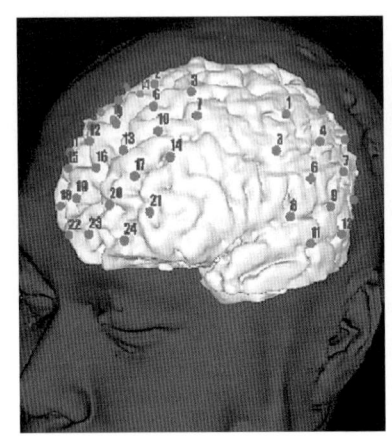

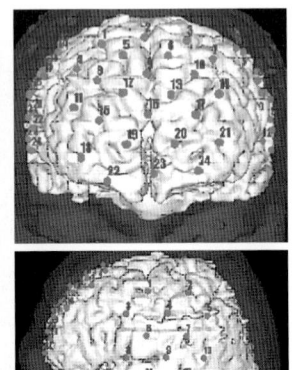

48チャンネルの位置を3D-MRIに再構成した皮質画像にスーパーインポーズしたもの

図4 測定部位

表2 対象

	人数（男/女）	年齢	症状
健常者	17（13/4）	42.8±4.5	気分障害の対照
	25（15/10）	34.2±9.1	統合失調症の対象
うつ病	11（9/2）	44.8±13.1	HAM-D 10.4±9.5
双極性障害			
うつ状態	17（11/6）	40.9±13.3	HAM-D 9.4±6.5
軽躁・混合	5（2/3）	43.2±13.3	Young 8.0±3.8
統合失調症	25（15/10）	35.8±11.5	PANSS 27.3±8.0

Young：Young Mania Rating Scale
PANSS：Positive and Negative Syndrome Scale
・研究は群馬大学医学部臨床試験委員会の承認を得た。
・被検者は全員右手利きで，書面による同意を得た。

図5が健常群の具体的なデータの例です。中央は前頭部から記録したもの，左右は側頭部から記録したものです。酸素化ヘモグロビン，脱酸素化ヘモグロビン，それらを合計した総ヘモグロビンを示してあります。下に1つのチャンネルを拡大してありますが，タスクによって酸素化ヘモグロビンが増加することがわかります。下の右側のグラフは平均ではなく，各被検者の波形を重ね描きしたものです。大体，同じようなパターンをとることがわかります。

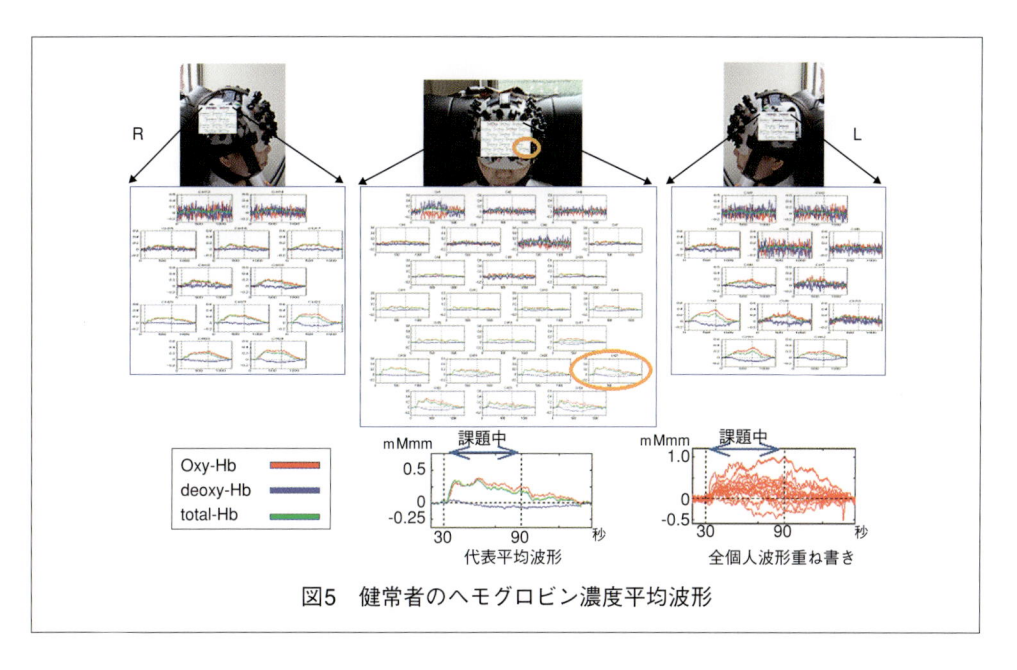

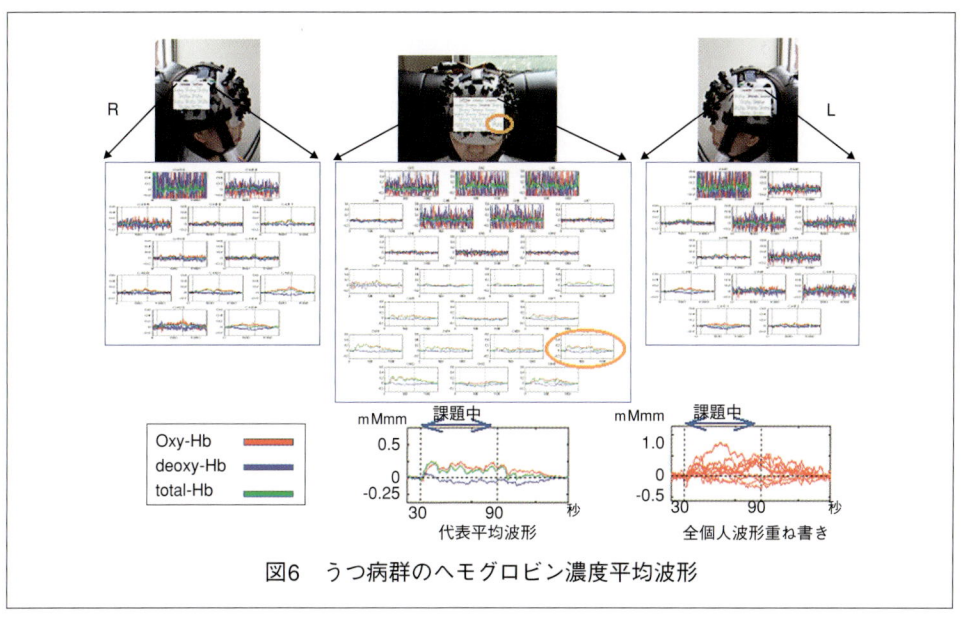

図5　健常者のヘモグロビン濃度平均波形

図6　うつ病群のヘモグロビン濃度平均波形

図6がうつ病群の波形です。課題に工夫をして，健常群とうつ病群で成績に差がないようにしてありますが，それにもかかわらず，健常群の場合と比べて，うつ病群では課題中の酸素化ヘモグロビンの増加が小さいことがわかります。各被検者ごとのデータを重ね描きしても，同じような傾向が認められます。一部だけ，そうではない患者さんもいます。

　図7は左側の列が健常群，中央の列がうつ病群です。前頭部と両側側頭部のデー

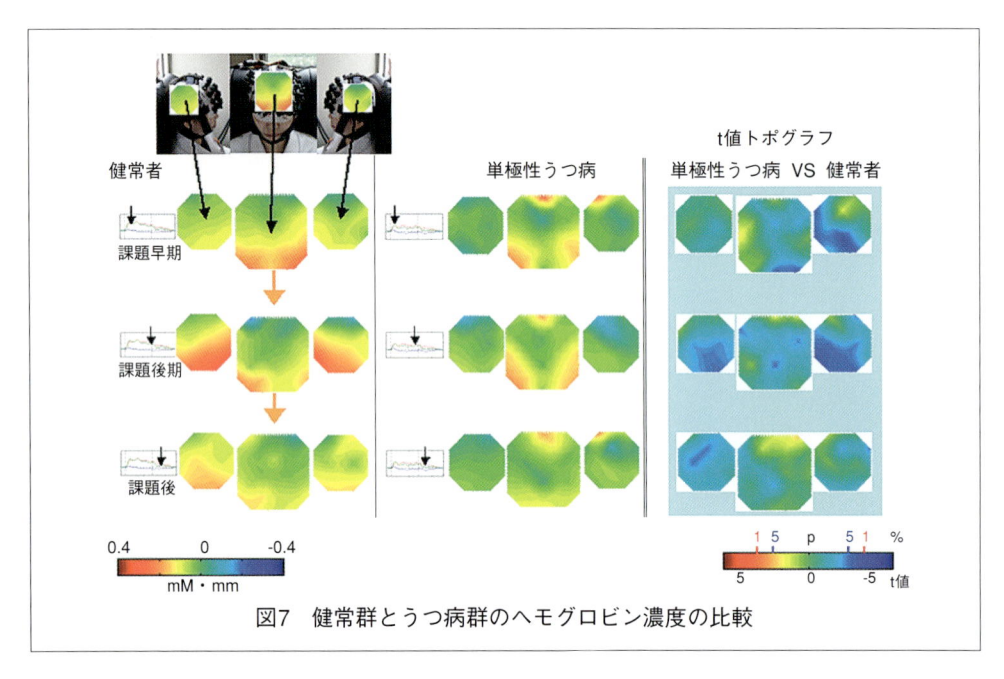

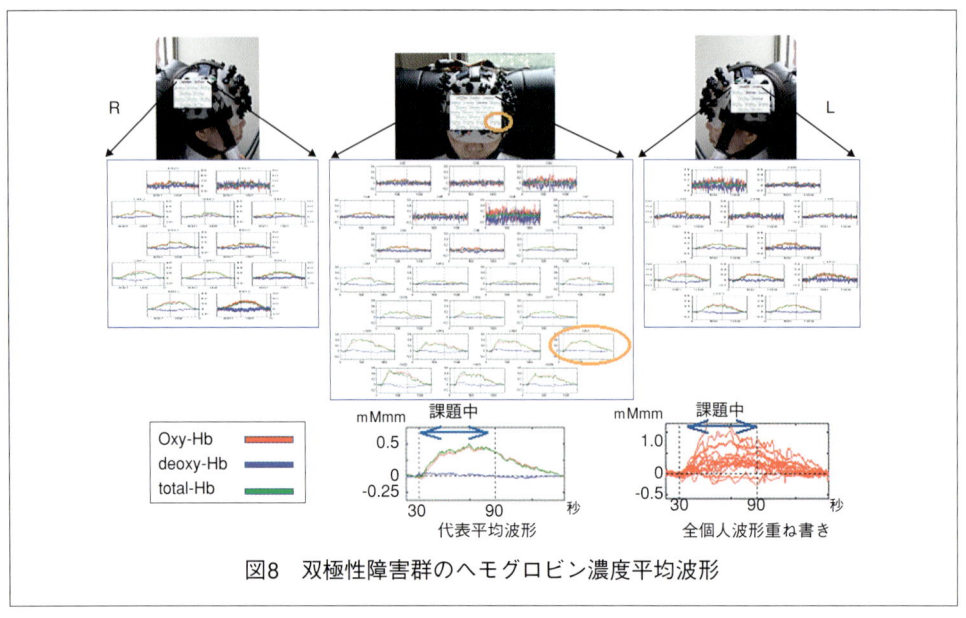

図7　健常群とうつ病群のヘモグロビン濃度の比較

図8　双極性障害群のヘモグロビン濃度平均波形

タをトポグラフ表示しました。上段が課題の前半，中段が課題の後半，下段が課題後です。賦活の生じたことが赤で示されていますが，うつ病群の方ではそれが小さいことがわかります。右側の列は2つの群のt検定結果をトポグラフ表示したものです。青で表示されているところは，うつ病群においてその脳血液量の変化が小さいことを示しています。

図8は，双極性のうつ病患者さんのうつ状態のときの検査です。うつ状態の程度としては単極性の患者さんと同じぐらいですが，波形はかなり異なります。双極性障害の場合は賦活が大きく起こります。また最初の立ち上がりが健常群と比べてゆっくりであり，遅れて生じてくるということがわかります。

健常群と双極性障害群を比較すると（図9），健常群はどちらかというと課題の前半のほうにピークがありますが，双極性障害では後半にピークがあります。両群をt検定すると，前半のほうでは双極性障害群のほうがむしろ小さく，後半のほうでは大きいことがわかります。

以上のように，同じようなうつ状態を呈しても，うつ病と双極性障害の場合は違うということがわかってまいりました。今日はお話ししませんが，ほかの課題ではこのような傾向はありませんでしたので，ある程度，課題特異的な所見です。

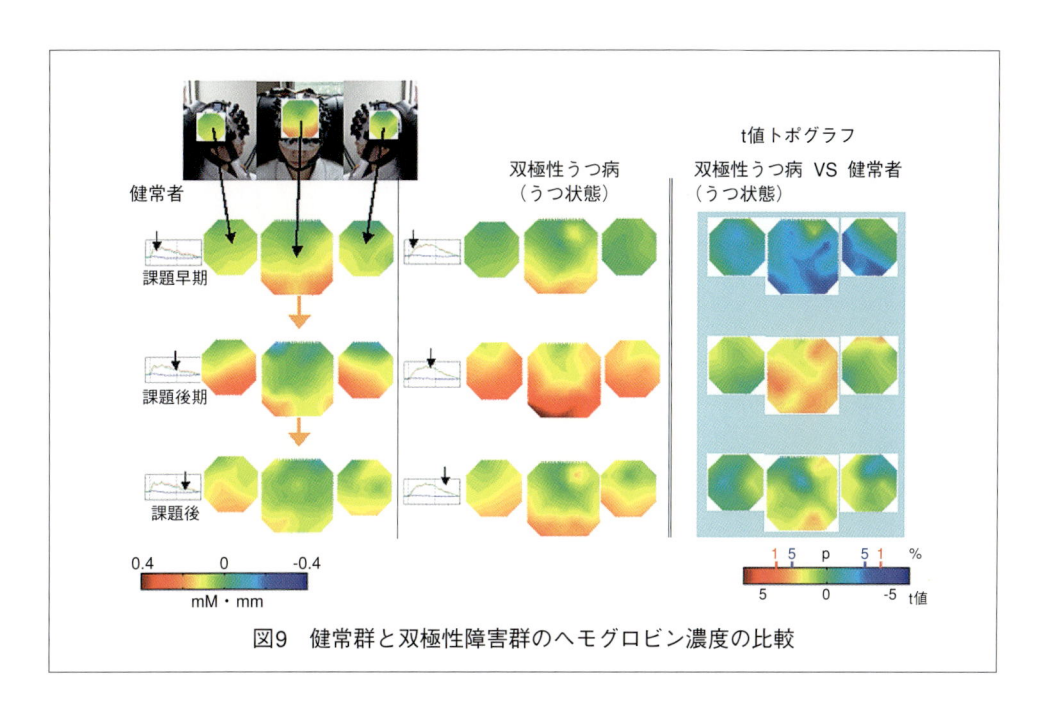

表3に，データを模式的にまとめてみました。健常群の場合には前頭葉機能の賦活反応性が明瞭に起こっていますが，うつ病の場合にはそれが減衰しています。最初は頑張って立ち上がりますが，すぐ力尽きてしまうという感じです。それに対して双極性障害では，大きさは保たれていますが，賦活が遅いという特徴がわかりま

図9　健常群と双極性障害群のヘモグロビン濃度の比較

表3 NIRSで検討した精神疾患における前頭葉機能の賦活反応性

	NIRSの平均波形	前頭葉機能の賦活反応性の特徴
健常者		明瞭（賦活に応じて）
単極性うつ病		減衰（初期以降）
双極性障害		遅延（大きさは保存）
統合失調症		非効率（タイミング）
PTSD		逆説的減少（内側面で）
摂食障害		減衰と過剰の混在

表4 NIRS所見と精神症状・向精神薬の関連

	うつ病	双極性障害	統合失調症
精神症状	×	×	○
向精神薬	×	×	×
所見の意義	発症・素因？	発症・素因？	状態依存？

（多数患者の横断的検討だけでなく，同一患者についての縦断的検討が必要）

す。今日は触れませんが，ほかの疾患でもそれぞれ特徴あるパターンが得られつつありますので，前頭葉機能の賦活反応性の特徴をかなり手軽に捉えることができるのではないでしょうか。

　こうした所見が精神症状，あるいは抗うつ薬の服用量とどのような関係があるかということが問題になります。うつ病群と双極性障害群についてHAM-Dの得点，抗うつ薬の服用量との単相関，あるいは重回帰の検討をしましたが，いずれとも相関がないという結論でした。

　今日はお話ししませんが，統合失調症については精神症状との相関を認めましたので，所見の意義としては，うつ病と双極性障害では発症や素因を表す，それに対して統合失調症では状態依存性である，ということになります（表4）。しかしこの結果は多数の患者さんの横断的な検討によるもので，同一患者群について縦断的な検討はまだ行っている最中ですが，果たして本当にこういっていいのかはわかりません。

　図10は縦断的なデータの1例です。双極II型障害の50歳の女性で，うつ状態のと

軽うつ状態
（HAM-D 10）

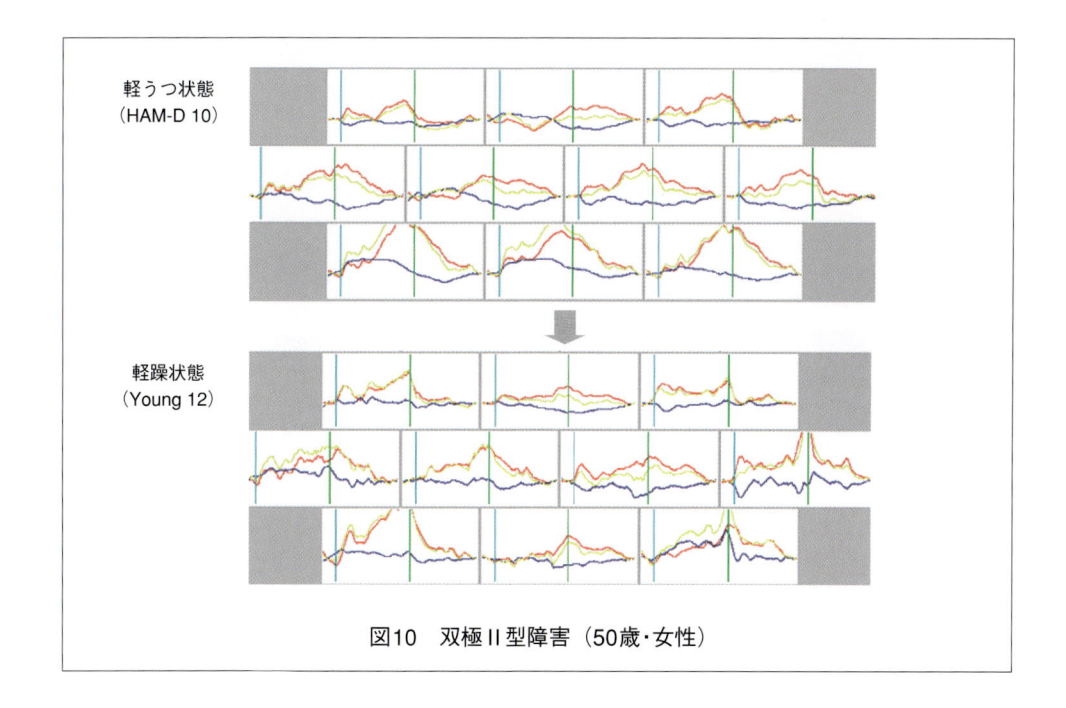

軽躁状態
（Young 12）

図10　双極II型障害（50歳・女性）

きと軽躁状態のときの2回検査を行いました。うつ状態のときには，先ほど示したような双極性障害のうつ状態のパターンを示しており，軽躁状態になってもあまりパターンは変わりません。状態依存性については，今後，こうした縦断的な検討が必要と思っています。

3　NIRSデータの意義

では，NIRSの意義ということでご説明します。新しい装置を使えるようになり，測定できる範囲が増えました。今まではプローブの関係で，ブローカ野（Broca area）部分は測定できませんでした。言語性の課題を行っているので，ここを測定しなければいけなかったのですが，測定できていませんでした。

健常群と統合失調症群では従来は前頭部に差があるということを示していましたが，ブローカ野あたりを測定できるようになると，統合失調症でも健常群と遜色がない場合があります。ということで，脳の部位によって信号変化の意味が異なりそうだということがわかってきます。うつ病と双極性障害についても，ブローカ野あたりを見ますと，きちんと賦活が生じている場合が多いことがわかります。ブローカ野あたりは課題そのものを実行するということを反映した所見，それに対して，前頭前野は課題に対する心理的な構えや，あるいは意欲，注意などが反映すると考えると，今回のデータがわかりやすいと思われます。

ちょっと脱線ですが，うつ病に関連して，健常群の性差と年齢差を検討しました。

賦活は，明らかに男性のほうが大きくて，女性のほうが小さいという性差を認めました（図11）。同じように若年者と壮年者を健常群で比べますと，前頭部のほうで壮年者の賦活が小さくなっています（図12）。

賦活は，男性のほうが女性よりも大きく，壮年者より若年者のほうが大きいということですので，女性や壮年者がうつ病のパターンに近いということになります。

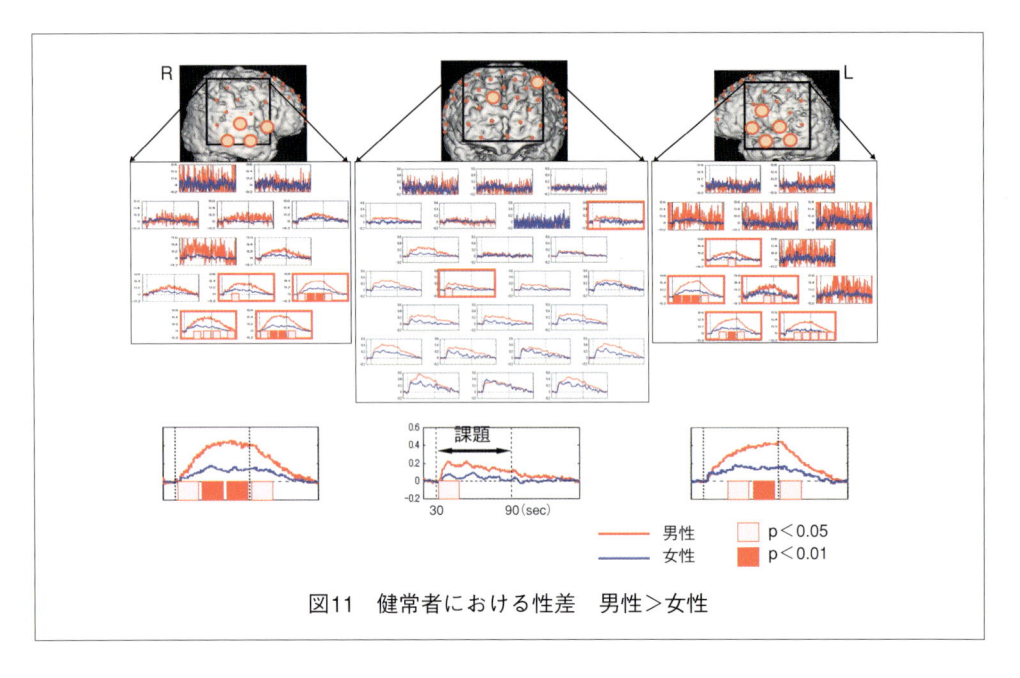

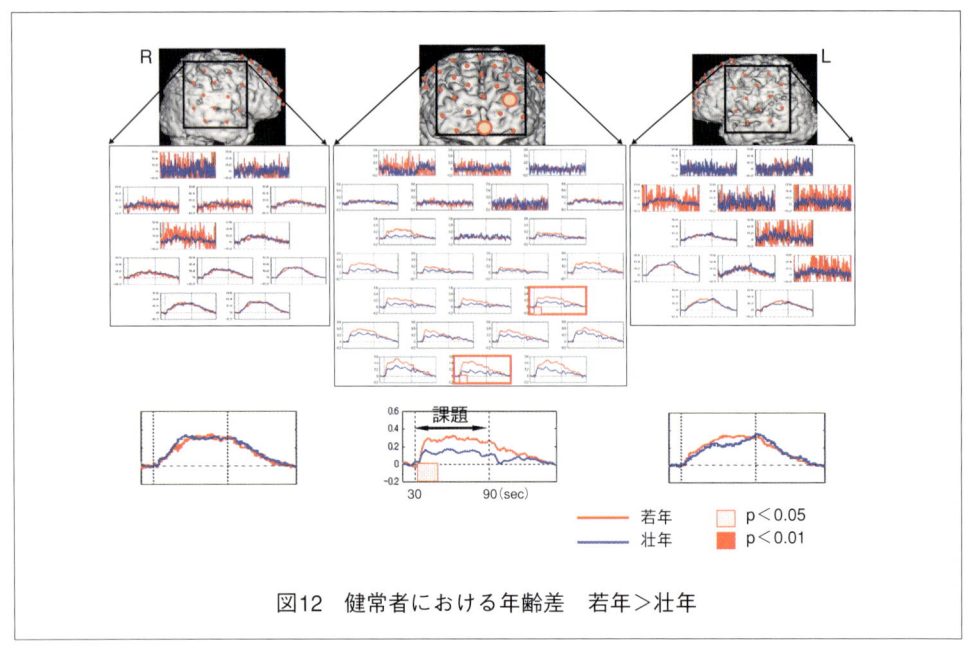

図11　健常者における性差　男性＞女性

図12　健常者における年齢差　若年＞壮年

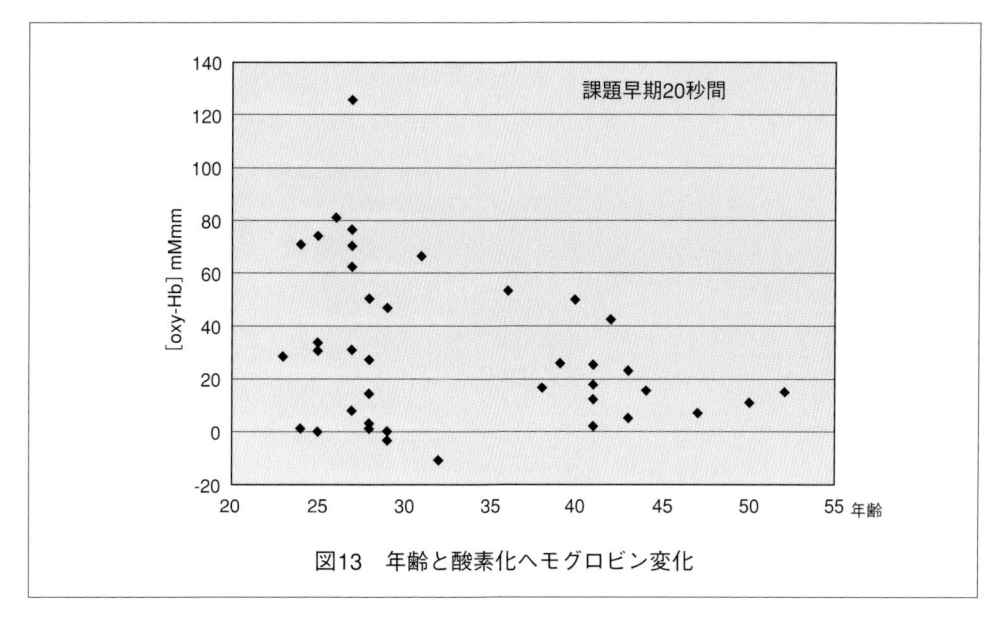

図13　年齢と酸素化ヘモグロビン変化

　臨床的にも，うつ病の患者さんは女性や壮年以降に多いわけですから，それと見合う所見ではないかと思います。

　図13は，健常者における賦活のばらつきを示したものです。横軸に年齢，縦軸に脳血液量の変化をとっています。40代以降は賦活が小さいのに対して，若年の場合には結構ばらついています。これが何を意味するかはよくわからないのですが，場合によっては，若年で賦活が小さい人は，例えばうつ病に対する素因をもっている，というようなことを示している可能性もあろうかと思っています。

4　今後の方向性

　この装置にはいろいろ限界はありますが，一方で手軽だということで，気分障害への応用の方向性としては，診断の客観性を向上させる，あるいは病状の変化を捉えるということに利用できると思います。治療においては，治療法の選択，治療に対する反応性の予測，薬効評価，また予防という面では発症のリスク，自殺傾向の予測ということに利用できるのではないでしょうか。また研究面では，時間分解能がfMRIなどよりもさらに高いのですから，時系列データということで，うつ病や双極性障害の脳機能の解析に用いることができると思っております。また，この装置をもっと手軽にして，チャンネル数を減らして小型にし，血圧計のような感じで，患者さんがご自宅で，認知療法の効果などを自己モニタリングする際に「ストレス計」のようなイメージで使えるのではないかと思っています。実際，マスメディアの関心も高く，新聞に紹介されたこともあります（2002年9月18日『朝日新聞』朝刊）。

現状では，この検査自身は「光トポグラフィー検査」ということで，脳外科手術前に限定して保険適用になっており，精神疾患の検査はまだ保険適用ではありません（表5）。精神神経学会では診療報酬の改定要望のたびに，この検査を認めてほしいという要望を出していますが，残念ながらまだ認められていません（表6）。

　図14は群馬大学の患者さん向けのパンフレットです。一昨年に改訂しましたが，NIRS, MEG, 脳磁図などの検査も扱っていることを紹介しています。

　精神科に通う患者さんから，病気の診断や治療法の選択，回復の判定，あるいは

表5　NIRSの健康保険適用の現状

```
2000年12月　薬事委員会での承認
2002年 4月　健康保険収載
■名称：「光トポグラフィー検査」670点
■適用：脳外科手術前の
　　　　　言語優位半球同定
　　　　　てんかん焦点計測
■内容：手術前1回のみ
```

表6　NIRSについての日本精神神経学会の診療報酬改定要望

（平成14年改定・内保連へ）…精神神経疾患の診断・病状評価・治療法選択・治療効果判定・予後予測などのための客観的・定量的な生物学的指標として有用となる…。（精神経誌, 103; 742, 2001）

（平成16年改定・厚生労働省へ）…単極性感情障害と双極性感情障害との鑑別のため，また，感情障害と統合失調症との鑑別のため，…単極性感情障害，双極性感情障害，統合失調症の治療効果を判定するため…。（精神経誌, 106; 416, 2004）

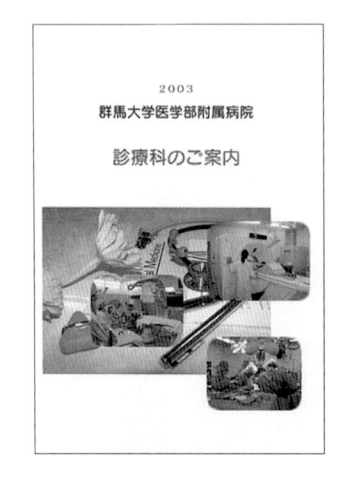

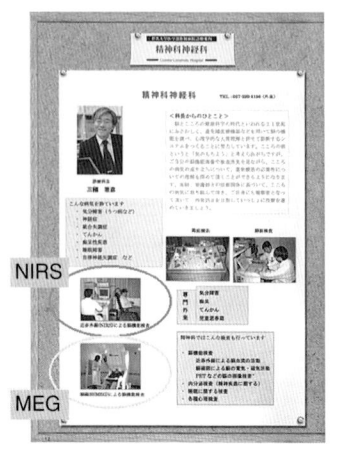

図14　群馬大学医学部附属病院診療科案内パンフレット

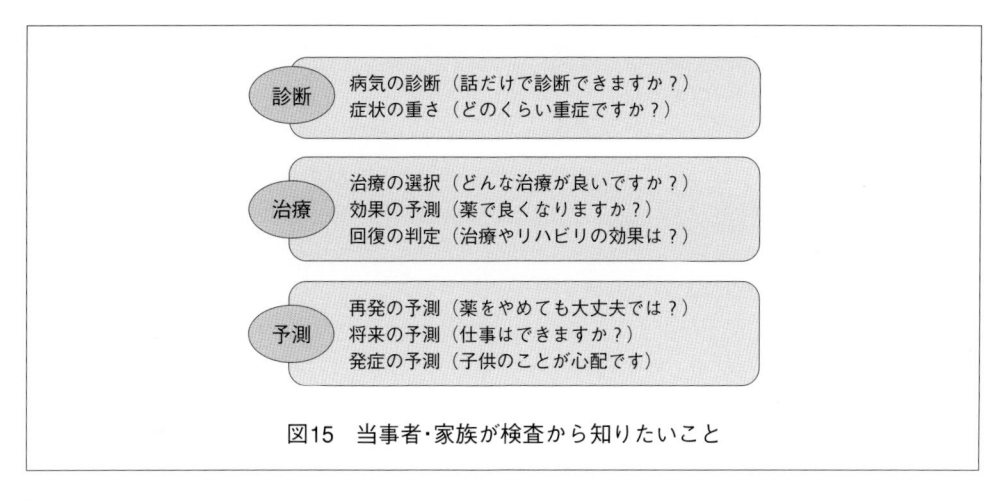

図15 当事者・家族が検査から知りたいこと

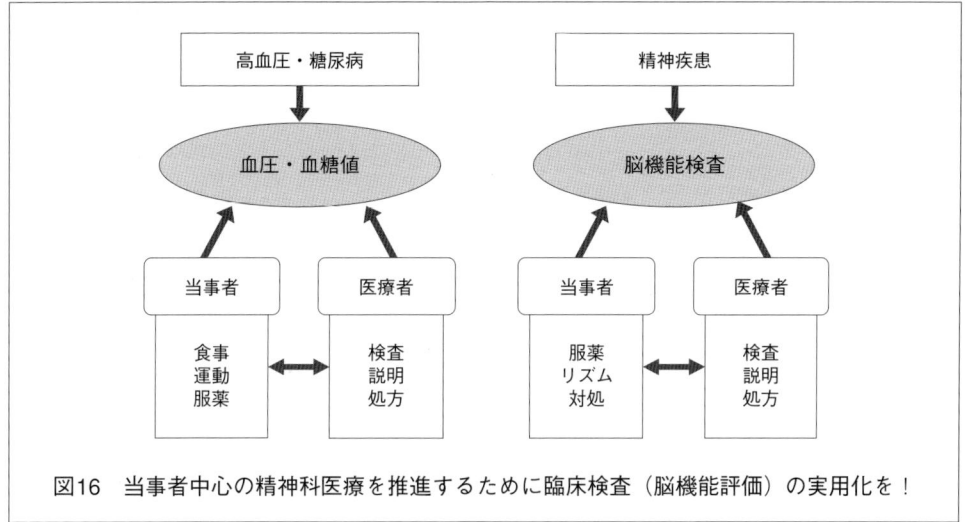

診断
　病気の診断（話だけで診断できますか？）
　症状の重さ（どのくらい重症ですか？）

治療
　治療の選択（どんな治療が良いですか？）
　効果の予測（薬で良くなりますか？）
　回復の判定（治療やリハビリの効果は？）

予測
　再発の予測（薬をやめても大丈夫では？）
　将来の予測（仕事はできますか？）
　発症の予測（子供のことが心配です）

図16 当事者中心の精神科医療を推進するために臨床検査（脳機能評価）の実用化を！

予測などについて，われわれは質問を受けることが多いわけですが，検査データに基づいて答えることがなかなかできません。患者さんやご家族は，図15に示すようなことを検査から知りたいと思っているのではないでしょうか。図16に示すように，例えば高血圧や糖尿病の場合は，血圧や血糖値を医療スタッフだけではなく患者さん自身もみることができます。精神疾患の場合も，脳機能検査を実現して，患者さん自身も検査データをみることができるようになれば，当事者中心の精神科医療がより推進できるのではないかと思います。

5 まとめ

今日の話をまとめると，以下のようになります。
① 精神疾患における脳機能障害の特徴は，安静時活性と賦活反応性に分けられる。

② NIRSで捉えた前頭葉機能の賦活反応性は，うつ病で低下，双極性障害で遅延する。
③ 賦活反応性は課題への心理的構えと関連し，気分障害罹患の指標となる可能性がある。
④ NIRSには，精神疾患の診断・治療のための臨床検査としての可能性がある。

講演3

抗うつ薬のファーマゲノミクス

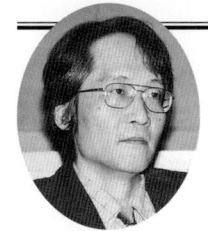

樋口　久＊

先のお二人の先生方はうつ病の病態生理学についての生物学的精神医学をお話しされましたが，私は治療学に関してお話しします。

Fluvoxamineが発売され，そのあとmilnacipran（SNRI）が登場し，抗うつ薬の治療反応性というものをどのように考えていったらいいのか，その選択の指標になる生物学的マーカーはないかということで，私はここ5，6年ほど，いろいろ研究しています。今日はそのあたりのことをお話ししたいと思います。

1　抗うつ薬の治療反応性について

患者さんにどういう薬剤を選ぶかということで，最近，「オーダーメイド医療」ということが話題になっています。臨床医なら経験上知っているわけですが，同じ病気であっても病因が異なる場合があるし，その体質によって治療効果の現れ方が異なります。薬物の治療に関係する遺伝子配列の個人差（single nucleotide polymorphism: SNPs）を調べて，その薬の有効性，あるいはその副作用発現の可能性を予測し，適切に薬物選択を行えないかということが考えられているわけです（図1）。

うつ病の患者さんに同じ薬剤を投与しても，効く患者さん，効かない患者さんがいるわけです。そのような個人差が生じる原因として，薬物代謝動態の違いの問題があります。同じ用量の薬剤を投与しても，血中濃度が個人によって大分異なります。最近はチトクロームP450の代謝酵素に遺伝子多型があって，同一量を飲ませても，血中濃度などに影響を与えるということがわかってきています。薬物動態の違いが副作用，あるいは薬効に影響を与えるわけです。けれどもそれと別に，血液中の薬物濃度が同じであっても，効く患者さん，効かない患者さんがいます。これ

＊市立大曲病院 院長

```
┌─────────────────────────────────────────────────┐
│   同じ疾患を抱える患者さん皆に対して同じ薬物治療を行う。   │
└─────────────────────────────────────────────────┘
                        ↓
┌─────────────────────────────────────────────────┐
│  効く患者さんもいれば，効かない患者さんもいる。          │
│  副作用が生じる患者さんもいれば、生じない患者さんもいる。 │
│  ＊症状は同じにみえても，病因が違う病気である。         │
│  ＊同じ病気であっても，体質により治療効果の現れ方が異なる。│
└─────────────────────────────────────────────────┘
           そこで
        オーダーメイド医療
                        ↓
┌─────────────────────────────────────────────────┐
│  遺伝子配列の個人差に基づき，                        │
│  薬の有効性，副作用発現の可能性を予測し，             │
│  適切な薬物選択および投与量の設定を行う。             │
└─────────────────────────────────────────────────┘
```

図1　オーダーメイド医療とは

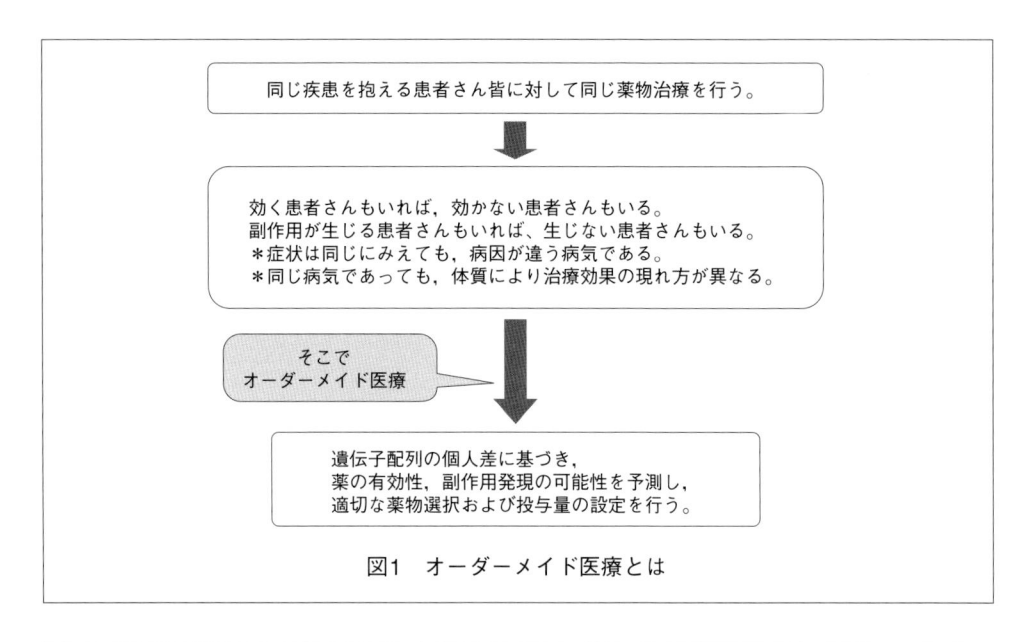

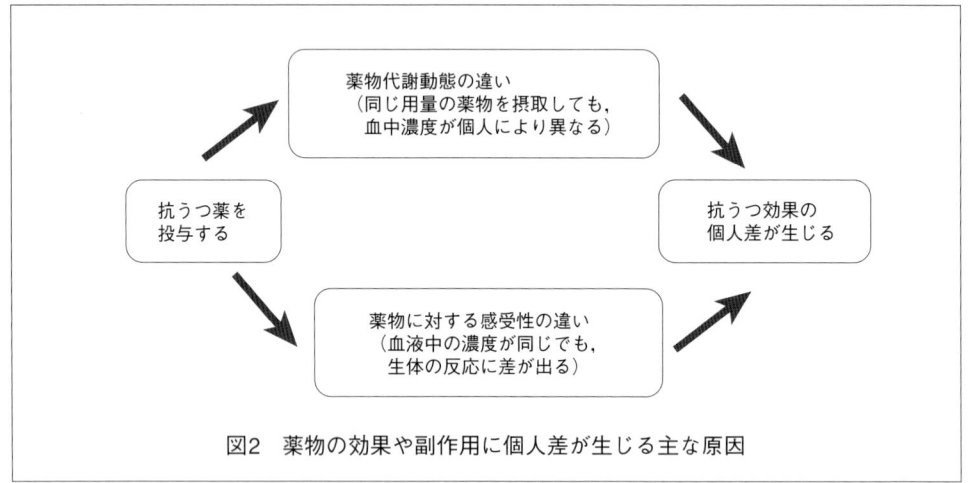

図2　薬物の効果や副作用に個人差が生じる主な原因

は薬物に対する薬力学的な感受性の違いがあるということです。この2つの要因が重なって，同一薬で同一投与量の薬剤を投与しても，抗うつ効果に個人差が生じるということになるわけです（図2）。

　臨床精神薬理学の専門家は血中濃度などの薬物動態が治療反応性，あるいは副作用の発現にどう関係するかということを，10年，20年という期間研究してきて，いろいろな情報の集積があります。投与開始後，少し経ってから血中濃度を調べ，抗うつ薬について血中濃度と臨床効果などについて研究してきたわけです。現在のところ，臨床的に応用できる水準にあってコンセンサスを得られているものとしてnortriptylineがあります。ヨーロッパで盛んに使われる薬ですが，大体，有効治療域が推定されています。モニタリングという形で欧米では行われているわけです。

表1　薬剤投与開始後早期に治療反応性を予測する指標 ―血中濃度―

- 三環系抗うつ薬の血中濃度と治療反応性
    例・Nortriptyline: therapeutic windowの存在
- SSRIの血中濃度と治療反応性
    10年以上の長期にわたり研究が行われたが，血中濃度と抗うつ効果の相関が明らかでない。
        ☆薬物代謝の個人差が大きい。
        ☆薬物作用部位機能の個人差が大きい。

だから，「ここの血中濃度に入るように薬剤を調整しましょう」ということになるわけです。

　SSRIのfluvoxamine，paroxetineの血中濃度とその治療反応性についても，約10年くらい研究されています。ただ，三環系抗うつ薬と違って，SSRIについては薬物動態の研究は非常に少なく，きれいなスタディデザインで研究されたものはあまり多くはありません。まず，血中濃度と抗うつ効果の相関があまり明らかになっていません。薬物代謝は個人差が極めて大きいということがわかっているわけです。先ほど，越野先生がお話しされましたが，例えばparoxetineの場合はチトクロームP450の2D6の阻害薬として働いて，ある投与量から血中濃度が急激に上がり始めるということがあったり，fluvoxamineについても，同一量を投与しても定常的な血中濃度のばらつきは相当大きいといわれています（表1）。

　今のところ，その治療反応性を予測するような血中濃度域は見つかっていないわけです。我々のデータを使って薬物動態的パラメーターを調べた山形大学のデータでは，fluvoxamineの場合は治療的飽和現象（therapeutic plateau）という，血中濃度域がある水準以上にいくと治療反応性がよくなるのではないかという結論を出していますが，薬物動態学からの治療反応性については十分検討されていません。

2　セロトニントランスポーター遺伝子多型

　我々は，セロトニントランスポーターの遺伝子多型とfluvoxamineの治療効果に関係する研究を，5, 6年くらい前からやっています。セロトニントランスポーターはこのSSRIの直接的な作用部位であると考えられています。トランスポーターに結合することによって，取り込み阻害部位を塞いでしまうということです。

　セロトニントランスポーターのこの遺伝子多型については，皆さんもご存じだと思います。Leschというドイツの研究者がこのプロモーター領域にあるその多型について研究しています。41 base pair insertion，あるいは欠失の多型で，挿入しているものはそのプロモーターの遺伝子が長くて，それをL型といいます。欠失しているのは短いということでS型というわけです。このL型対立遺伝子，S型対立遺

伝子をlymphoblast cellに発現させて，実際にそのトランスポーターを調べるということをしました。長いL型対立遺伝子のhomoの場合はトランスポーターの発現量がS型対立遺伝子をもつ場合と比べて有意に高い。次に，臨床心理学的に人の性格を調べるいろいろなテストバッテリーがあるわけですが，これで調べると，S型対立遺伝子をhomoでもっているS/S型の人は神経症的な性格傾向の得点が非常に高いという結果を出して，Leschは非常に注目を集めました。

　抗うつ薬との関係については，Zanardi，Smeraldiらのイタリアのグループが，大うつ病患者でparoxetineとfluvoxamineの治療効果との関連を調べています。彼らは，S/S型の患者では，L/L型，S/L型の患者に比べて，その治療効果が劣るということで，S/S型には効きにくいということを発表しました。対立遺伝子頻度は，白人では2：3（S：L）であるのに対して，日本人では4：1です。欧米人の場合はL/L型の患者さんがかなりたくさんいますが，日本人ではほとんどいません。

3　Fluvoxamineの治療反応性と5-HTTLPR

　彼らのデータが本当であれば，日本人ではSSRIの効きが極めて悪いはずなのですが，日本でparoxetine，fluvoxamineが実際に使われていて，臨床成績が悪いということも聞かないので，実際はどうなのか，5-HTTLPR（5-HT transporter linked polymorphic region）多型とfluvoxamineの抗うつ効果との関連を調べてみました（図3）。

　図4は，遺伝子型とうつ病のMADRS（Montgomery and Asberg Depression Rating Scale）スコアの経時的変化をみたものです。解析対象54人中L/L型は4人

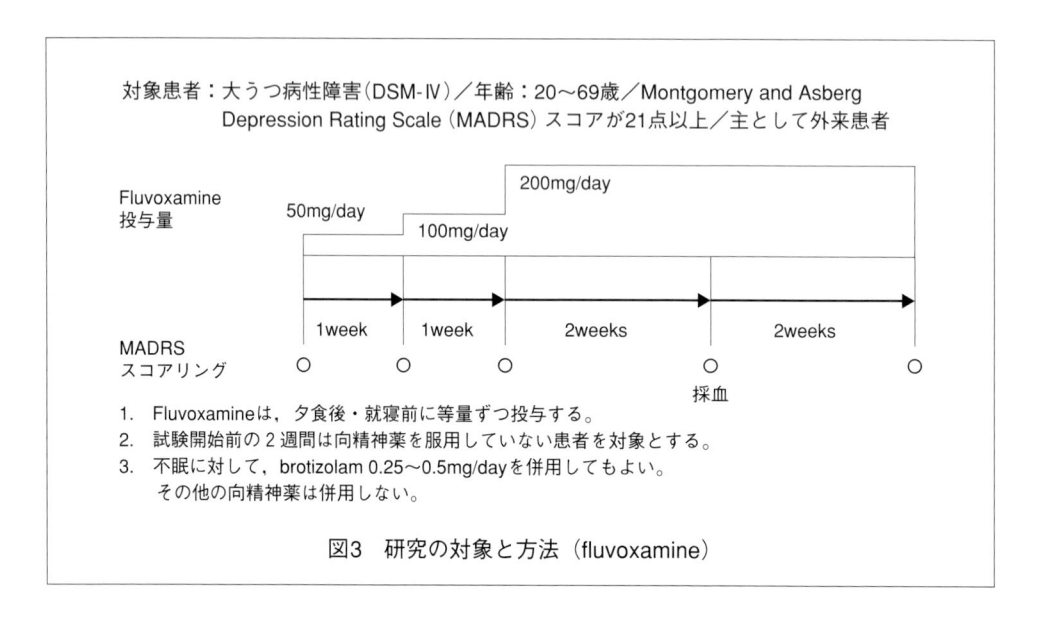

対象患者：大うつ病性障害（DSM-IV）／年齢：20〜69歳／Montgomery and Asberg Depression Rating Scale（MADRS）スコアが21点以上／主として外来患者

Fluvoxamine投与量　50mg/day　100mg/day　200mg/day

MADRSスコアリング　1week　1week　2weeks　2weeks
採血

1. Fluvoxamineは，夕食後・就寝前に等量ずつ投与する。
2. 試験開始前の2週間は向精神薬を服用していない患者を対象とする。
3. 不眠に対して，brotizolam 0.25〜0.5mg/dayを併用してもよい。
　その他の向精神薬は併用しない。

図3　研究の対象と方法（fluvoxamine）

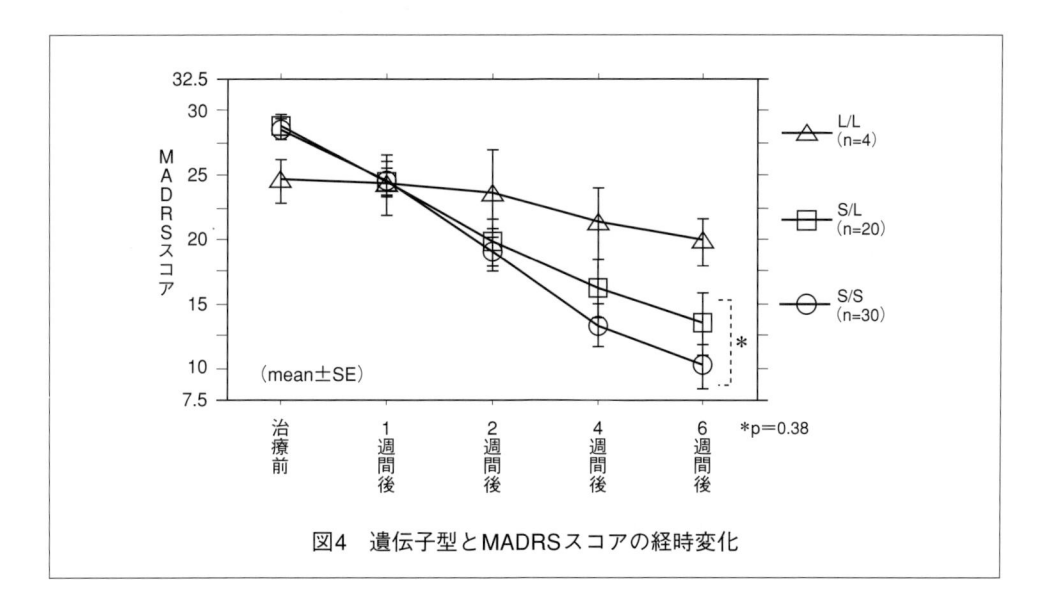

図4 遺伝子型とMADRSスコアの経時変化

表2 Responder群およびnon-responder群における遺伝子型分布と対立遺伝子頻度

	n	遺伝子型分布(%)		
		S/S	S/L	L/L
Responder	35	24 (68.6)	11 (31.4)	0 (0)
Non-responder	19	6 (31.6)	9 (47.4)	4 (21.0)

Response rate: 64.8%　　　　　　　　　　　　　　　　　($p \fallingdotseq 0.059$)

	n	対立遺伝子頻度(%)	
		S	L
Responder	70	59 (84.3)	11 (15.7)
Non-responder	38	21 (55.3)	17 (44.7)

($p=0.010$)

と非常に少なく，解析できないということですが，S/S型とS/L型で差をみると，有意差までには至りません。

それに対して，responderとnon-responder群における対立遺伝子頻度を調べました（表2）。治療前と治療が終了する6週後でMADRSスコアが50％以上低下した患者さんをresponderと定義しました。これをみますと，L/L型のタイプは日本人にはほとんどいないので解析できないのですが，S/S型とS/L型の統計解析ではぎりぎりのところで有意差は出ていません。対立遺伝子頻度でみると，responderで，S型対立遺伝子の発現頻度が高くなっています。ですから，我々のデータは日本人の大うつ病の患者さんでSSRIの治療効果は「S/S型で有意に劣る」という結果にはなっていないのです。

表3は，それぞれの結果をまとめたものです。韓国人を対象にしたもので，我々と似たような報告があります。Zanardi, Smeraldiの論文では，SSRIはL/L型の患

表3　SSRIへの治療効果と5-HTTLPR

- Yoshida, K., Higuchi, H. et al., Japan, 2002.
  S型対立遺伝子を有する患者ではL型対立遺伝子を有する患者よりもfluvoxamineの抗うつ効果が優れる（n=54）
- Kim, et al., Korea, 2000.
  S/S遺伝子型の患者では，S/LおよびL/L遺伝子型の患者よりもfluoxetineあるいはparoxetineの抗うつ効果が優れる（n=120）。

黄色人種と白色人種で結果が異なる

- Zanardi, et al., Italy, 2000.
  L/LおよびS/L遺伝子型の患者では，S/S遺伝子型の患者よりもparoxetineの抗うつ効果が優れる（n=58）。
- Smeraldi, et al., Italy, 1998.
  L/LおよびS/L遺伝子型の患者では，S/S遺伝子型の患者よりもfluvoxamineの抗うつ効果が優れる（n=53）。

者さんで効果が高く，S/S型の患者さんで反応性が悪いということになっています。最初にこの論文を投稿したときは，大分，アンフェアなジャッジをされました。しかし，ここ1, 2年をみていると，L/L型で非常に反応がよいということではないようだというデータが出てきています。最近のスタンフォード大学のデータなどでは，5-HTTLPRの遺伝子多型はparoxetineへの反応性に直接関係しない，ただ，S/S型の患者さんのほうが副作用が目立ち，脱落する率が少し高いということになっています。

　In vitroの研究では，lymphoblast cellに遺伝子を発現させると，トランスポーターの発現率に差があるということですが，実際にS/S型，L/L型，S/L型の患者さんの脳内のトランスポーターの数はどうかという画像の研究もされています。塩江邦彦先生が神庭重信先生と共同で研究された報告がありますが，PETのデータをみると，最初想定されたような，L/L型でトランスポーターの発現量が高いということはないようだということになっています。セロトニントランスポーターの遺伝子多型はいろいろな形で注目されています。抗うつ薬の治療反応性だけではなく，うつ病の疾病の感受性や，パニック障害，いろいろな不安障害などとの関連もいわれていますので，今後，もっと細かい検査が必要になってくると思います。

4　Milnacipranの治療反応性とNET多型

　次は，milnacipranに関してです。Milnacipranはセロトニンとノルアドレナリンの両方に働くというので，セロトニンおよびノルアドレナリントランスポーターの遺伝子多型とmilnacipranの抗うつ効果を調べました。Milnacipranの血中濃度と抗

うつ効果の関連については，わずか17名の患者を対象とした研究が1編報告されているのみです（Retz, et al., 1995）。他方，薬物作用部位の遺伝子多型とmilnacipranの抗うつ効果の関係については，まったく報告されていません。Milnacipranは5-HTTだけでなくノルアドレナリントランスポーター（NET）にも作用するため，我々は5-HTTおよびNET遺伝子多型がmilnacipranの抗うつ効果におよぼす影響について検討しました。研究の対象と方法は図5のとおりです。

図6は，milnacipranの血中濃度とMADRSのスコアを調べたものです。血中濃度からはその臨床効果は予測できないようだという結論になりました。

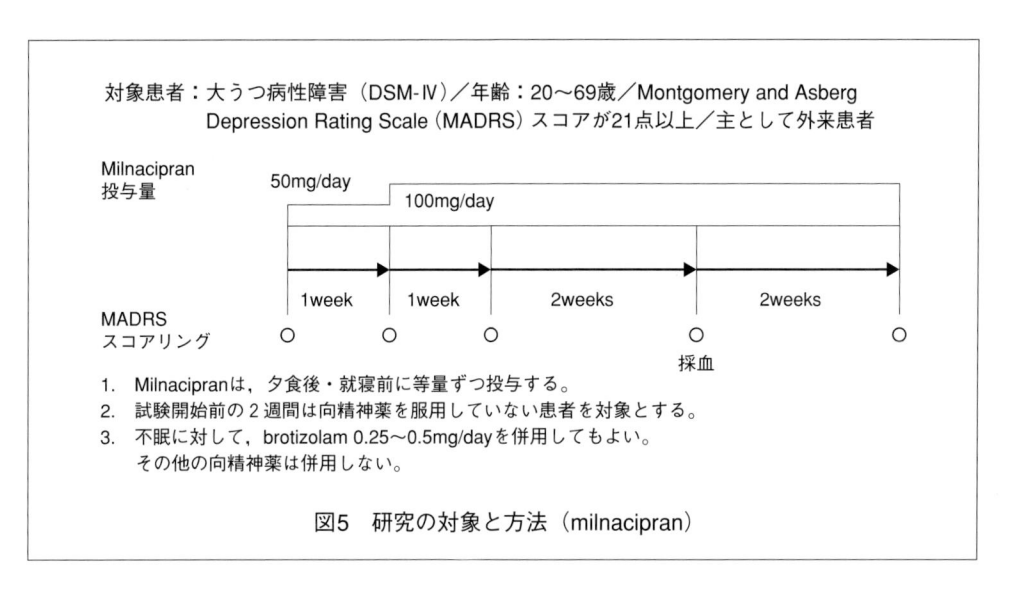

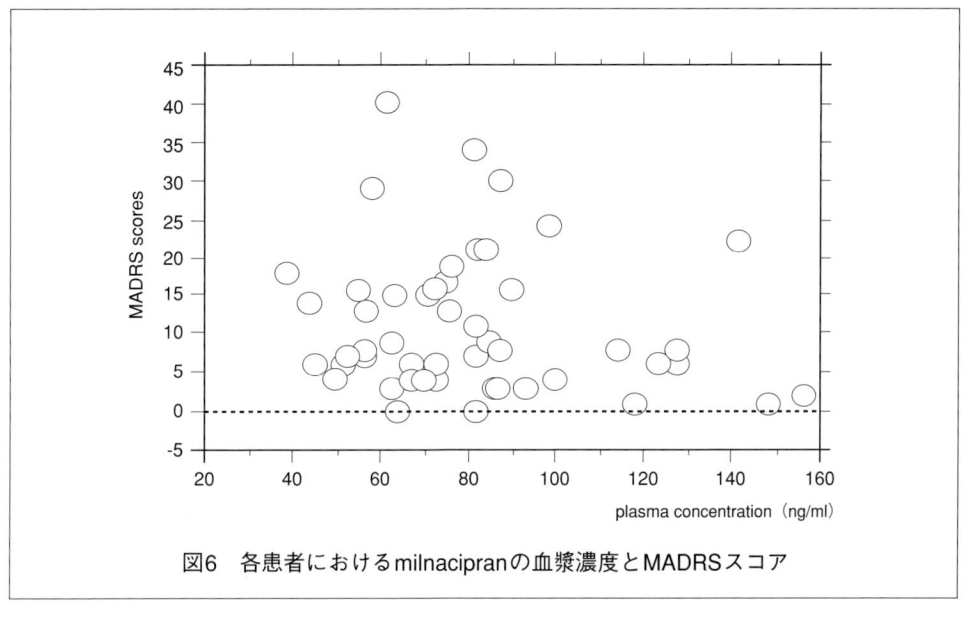

図5 研究の対象と方法（milnacipran）

図6 各患者におけるmilnacipranの血漿濃度とMADRSスコア

表4 Milnacipranへの50 respondersと30 non-respondersにおける
NET T-182C遺伝子型分布と対立遺伝子頻度

	遺伝子型分布*（%）		
	T/T	T/C	C/C
Responder	23（46.0）	26（52.0）	1（ 2.0）
Non-responder	7（23.3）	19（63.3）	4（13.3）

	対立遺伝子頻度**（%）	
	T	C
Responder	72（72.0）	28（28.0）
Non-responder	33（55.0）	27（45.0）

*Significant difference($p=0.03$)
**Significant difference($p=0.03$)

表5 Milnacipranへのresponderとnon-responderにおける
5-HTTLPR遺伝子型分布と対立遺伝子頻度

	遺伝子型分布*（%）		
	S/S	S/L	L/L**
Responder	34（68.0）	15（30.0）	1（2.0）
Non-responder	16（53.3）	13（43.3）	1（3.3）

	対立遺伝子頻度*（%）	
	S	L
Responder	83（83.0）	17（17.0）
Non-responder	45（75.0）	15（25.0）

*No significant difference.
**Excluded from the analysis because of the small sample size.

　表4は，ノルアドレナリントランスポーターのプロモーター領域のNET T-182C多型とmilnacipranを使った患者さんの反応を調べたものです。NET T-182C多型はまだ機能的に明らかでない部分があります。Genotype distributionをみますと，T型対立遺伝子をhomoでもっている患者さんの反応が有意によい，対立遺伝子頻度でもT型対立遺伝子がSNRIの治療反応性に関係している。そのようなデータになっています。

　表5をみますと，遺伝子型分布も対立遺伝子頻度も，特に有意差がなく，milnacipranの場合はセロトニントランスポーターの遺伝子多型は治療反応性に関係しないという結論になりました。

　Milnacipranについては，以下のようなことがいえます。
① Milnacipranの血中濃度と抗うつ効果の間に明らかな関連性は認められない。
② ノルアドレナリントランスポーター遺伝子多型はmilnacipranの抗うつ効果に影響を及ぼす。

・NET T-182多型のT型対立遺伝子は優れた抗うつ効果に関与する。
・NET G1287A多型のA/A遺伝子型は抗うつ効果発現の遅れに関与する。
③　セロトニントランスポーター遺伝子多型はmilnacipranの抗うつ効果に影響を及ぼさない。
④　大うつ病患者におけるNET T-182C多型C/C遺伝子型：頻度は健常人に比べて有意に低い（Inoue, et al., 2004）。
↓
この多型がfunctional effectを有することが示唆される。
↓
ノルアドレナリントランスポーター発現にどのような影響を与えるかが報告されれば，今回の研究結果を理解する上で重要な情報になるだろう。

T182C多型についてはまだfunctionalによくわかっていないのです。ノルアドレナリンのトレーサーにあまりよいものがなく，セロトニンなどと違って，基礎的な研究がしにくいということがあると聞いています。今後の研究課題であると考えています。
　御静聴ありがとうございました。

パネルディスカッション

司会
武田　雅俊（大阪大学大学院医学系研究科ポストゲノム疾患解析学講座 教授）

パネリスト（発表順）
橋本　謙二（千葉大学大学院医学研究院精神医学教室 助教授）
福田　正人（群馬大学大学院医学系研究科脳神経精神行動学教室 助教授）
樋口　　久（市立大曲病院 院長）

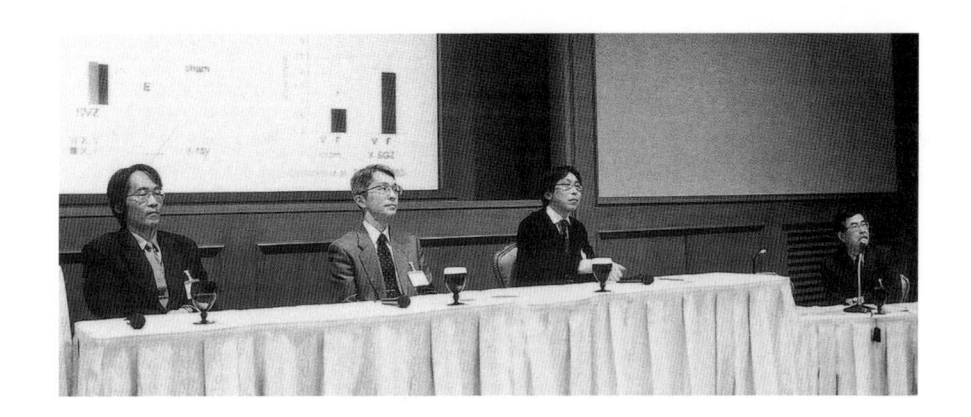

　武田　会場の先生方から，事前にアンケート用紙に質問事項を書いていただいています。それも取り上げながら，進めていきたいと思います。パネルディスカッションの最初に，神庭先生，何かご発言をお願いします。
　会場（神庭）　BDNFの結果はたしかに印象的で，僕もあの論文を読ませていただきました。脳の海馬という非常に限局的な部分での増加と減少が，本当に血中濃度ごとにあのように出てくるのかなあと思いました。本当にそれを反映しているのか，あるいはそのepiphenomenonではないかなどと。Epiphenomenonというのはその現象にたまたま随伴して起こる，因果関係のない現象です。そのへんがどうも割り切れないのです。本当に血中のBDNFの由来や，それに影響を及ぼす，例えば栄養，睡眠など，研究はどの程度進んでいるのでしょうか。
　武田　今のご質問は，橋本先生は「うつ病のBDNFの値は，治療によってよくなれば上がってくる」「実際にＢＤＮＦの特徴を考えたら，うつ病の本態とかなり近くていいのではないか」とおっしゃるけれども，神庭先生は厳しく「いや，関係ないよ」と言っておられるわけですが，いかがでしょうか。
　橋本　精神疾患のバイオロジカルマーカ

123

ーの研究を血液の物質で測定するときに，今，言われたように，本当に血液の中の物質で脳のことをいえるかどうか，というご質問にお答えします。もちろん私もBDNFが脳内，特に海馬を反映しているかどうかという点には疑問はもっております。けれども，脳内の中でも部位によってBDNFの濃度は違いますし，それが血液とすべてパラレルということはたぶんあり得ないと思いますので，本当に脳を反映しているかというのは，実際，脳内を測定してみないとわかりません。スライドのときも少しお話ししましたように，実験動物の発達段階でみた論文が1つあります。血液と脳内のBDNFを発達の時期に測定しますと，ある程度は血液と脳がパラレルに上がっているということで，彼らの論文でも，ある程度，脳と血液は相関があるのではないかといっています。もう1点，BDNFをヨードでラベルして静脈投与しますと，脳にもある程度は移行します。普通の薬剤のように脂溶性は高くないので，そんなに移行はしないにしても，ある程度は移行するのではないかということです。また，血中のBDNFはどこに由来するのか，という点ですが，基本的に血中には血小板にかなりあるので，もちろん，その影響はかなり強いとは思います。また，ご存じのようにセロトニントランスポーターは血小板にもかなりあるので，治療効果によってそちらのほうがより効いているということも，可能性は十分にあるかとは思います。少なくとも，BDNFの濃度と臨床症状，この場合はHAM-Dですが，負の相関がある程度みられました。ほかのグループの論文でも，BDNF濃度とうつの症状のスコアに一応相関がありますので，ある程度は何か脳の精神状態を反映しているとして考えてもいいではないか，と考えております。先生がおっしゃったように，血液で脳のことはいえないということは，私もよく存じております。

武田 会場の先生方から，「うつ病が治って，それで抗うつ薬を中止したあと，BDNFの増加はどうなるのですか」というご質問をいただいていますが。

橋本 それは臨床的にですか。

武田 そうです。

橋本 そういう研究はまだ始めておりません。

武田 予想はどうですか。

橋本 治った患者さんですか。

武田 はい。

橋本 治ってしまったら，おそらくそのままではないかなと思いますが，一応，今の我々の仮説では状態依存的なマーカーかなと思っています。評価は基本的に同じ日に同じプレートでやっておりますので，同一患者さんでも動くということを考えております。

武田 血中濃度の意味を理解するために，まず髄液中でデータがあるかどうかということと，臨床症状の改善には抗うつ薬投与後2週間ぐらいかかるというタイムラグがあって，BDNFの血中濃度の上がりが遅れるのか，すっと上がるのかということの2つを教えてくれませんか。

橋本 髄液に関しては，私が知っている限りではうつのデータはないと思います。BDNFがどれぐらいの割合で増えてくるかというのは，我々も未治療の患者さんで投与する前と8週間後の2ポイントしかみていないので，はっきりしたことはいえません。実験動物レベルでは，BDNFの増加はやはり数週間かかるということで，一応のストーリーとしてはNestlerや海外のグループはそのように仮説を出しているという状況です。

武田 この点について，何かご意見はご

ざいますか。橋本先生のお考えは，epiphenomenonで関係ないといわれたら，それも甘んじて受けるけれども，考え方としては一応，BDNFは非常に有望であり，関係があってもいいのではないか，ということですね。そうすると，「BDNFは神経新生にも関係するのですか」というご質問をいただいています。そのあたりを補強していただけませんか。

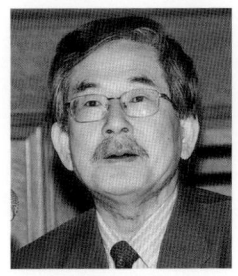

橋本 関係していると思います。抗うつ薬の慢性投与で海馬歯状回のBDNFが増えるという論文もありますし，先ほど，ちょっとお話ししました2003年の『SCIENCE』では，SSRIの抗うつ効果に海馬歯状回の神経新生が極めて重要であるという論文もあります。もう1点，「うつ病のモデル動物の海馬にBDNFをダイレクトに投与したときに抗うつ効果が出る」という論文もありますので，BDNFがうつの病態，あるいは抗うつ薬の作用機序に，すべてではないにしても，一部関与している可能性はあるのではないかと思います。

武田 BDNFは，統合失調症でも結構調べていますよね。例えばWeinbergerらはBDNFの多型をいっていますよね。それなりにある程度，筋が通ったことをいっているような気もしますが，抗うつ薬などのうつ病に対してのBDNF多型の影響は，ある程度あるのでしょうか。

橋本 WeinbergerのBDNF多型はBDNFのmatureではなく，前駆体のところのバリンがメチオニンに変わるSNPが海馬の機能に変わるという論文で，ほかの疾患ではうつ病であったかどうか記憶にありませんが，双極性では，SNPがリスクファクターであるという論文はいくつかあります。

武田 そうですか。ありがとうございます。

橋本 実際，同じSNPを日本人で測りますと，メチオニンの割合は日本人に多いわけです。Weinbergerらの論文によると，メチオニンをもっている人は海馬の機能が悪いということなので，日本人は海馬の機能が悪いということになりますが，果たしてそうかなあというのが私の個人的な感想です。

武田 それは病気とも何も関係ないし，そこまで日本人の海馬機能が落ちるとは信じたくないですよね。私は非常におもしろく聴かせていただいて，特に神経新生がどんなにうつ病に関係しているかというのはかなり支持的なエビデンスも集まってきていますし，fluvoxamineなどのSSRIが神経新生を助けて，先生のおっしゃるようにシグマ受容体を介してということになれば，1つのストーリーができてくるという可能性があるわけです。橋本先生に対するご質問は他にございますか。

会場 昭和大学の中込といいます。磁気刺激で神経新生が起こらないといわれていますが，抗うつ作用について神経新生がメインだといいきれるのか。そのあたりについての先生の考えをお聞かせください。

橋本 神経新生がどこまで抗うつ効果を説明できるかということですね。私もすべて神経新生で決まっているとは思っていません。1つの例として，『SCIENCE』のデータはそれを説明できるきれいなデータかなということで，今回，ご紹介いたしました。神経新生がどれだけ抗うつ効果に関係しているのかという点については，私もよくわかりません。

武田 今，中込先生がコメントしてくれ

たのは，磁気刺激では神経新生を刺激しないという結論ですか。そういう結論になっているのですか。

会場（中込） そのへんも教えていただければ。私が読んだ論文ではそのようにいわれていましたけれども，どうでしょうか。

橋本 すみません，私も勉強不足で，磁気刺激，TMSに関してはちょっとよくわかりません。

武田 神経新生はECTでは起こりますよね。TMSでは起こらないという結論を皆さんが受け入れていたら，考え方を変えなければいけないということになるかもしれない。そういう意図ですね。ありがとうございます。福田先生へのご質問はございませんか。

会場 2つ教えていただければと思います。福田先生の画像を拝見いたしますと，課題によって賦活された部位が，前頭の後部より本当はもっと下にあるのではないかと思うのです。DLPFCよりももっと下にあるようにお見受けするのです。そうしますと，実際にはエモーションとか意欲ということとより強く関連した部位が賦活されていて，お示しになったDLPFCのあたりの賦活はその後というか，それと関連した賦活ではないかと思ったのですが，それはいかがでしょうか。もう1つは，時間の経過の中で拝見しますと，前頭から中心へ賦活の位置が移行していくというようにも拝見したのですが，なぜ，あのような移行が起こるのか，教えていただければと思います。

福田 ありがとうございます。最初のご質問ですが，先生がご指摘のように，実際，データをみますと，下のほうがより賦活が大きいというデータになります。これは少し解釈が難しくて，専門的にいいますと，近赤外光が走るパスの長さの問題があります。プローブの下のほうと上のほうとでこのパスの長さに少し差があるので，それによって見かけ上，こういうことが起こってしまう可能性があるのです。ですから，ご指摘のようにエモーションの影響を受けている可能性もありますし，光のパスの影響が大きいという可能性もあると思います。ただ，先生がおっしゃるとおりの点もありまして，それは，たまに被検者が間違った場合に認められます。被検者がタスクを間違えて「しまった」というふうに気づいたときに，非常に大きな反応が出ることがあります。ですから，単に認知的なことによる賦活だけではなくて，エモーショナルなものによる賦活のほうがむしろ大きいという可能性は十分にあると思います。

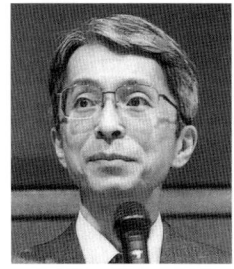

2番目のご質問の，時間経過で前のほうから後ろのほうにということがあるのか，ということですが，私もそうした可能性があると考えています。情報の流れの順番を考えますと，前頭葉のより前のほうに先に活性化が起こって，それが後ろのほうへ移っていくというのは十分にありうることです。プローブの下の部分で検討しますと，前頭部で記録したほうが先のほうにピークがありまして，側頭部から得られるデータは必ず累積的に増加するという形になり，ピークは遅れます。課題によらず，そういう傾向があるので，そういった意味では時間的な賦活のパターンが脳の部位によって異なる可能性は大いにあると思っています。ありがとうございます。

武田 基本的なことはNIRSが脳の表面の機能を見るということですか。脳の深部の機能の障害に対して，NIRSがどこまで

迫れるか。それについて簡単に教えていただけませんか。

福田 ご指摘のとおりでして，NIRSで捉えられるのは表面の2～3cmのところだといわれていて，深部は捉えることができません。ですから，PETのように深部の活動そのものを捉えることができず，深部の障害によって主に皮質の機能が変化を受けるというところを捉えているということだと思います。これは原理的な限界で，改善は難しいかもしれません。

武田 単極性，双極性ともに，そのeuthymic（寛解状態）のときのデータはどうなりますか。

福田 Euthymicの時点で検査した患者さんもいらっしゃいますが，基本的にはこのパターンと同じです。その時点で服薬している患者さんが大部分ですから，服薬の影響を免れませんが，お示ししましたように服薬量との相関はないということですので，服薬の影響ではないということになります。未服薬で症状があるという患者さんを検査しても同じようなパターンですので，そういう点からも服薬の影響ではないことになります。したがって，euthymicの方が同じパターンを示すということの意味が問題になってきます。同じように，話の中でも触れましたが，健常者でも賦活が小さい方はどうなのかということも考えていかなければならなくなります。

武田 なるほど。今，いわれた部分が，若い人で賦活がある人はうつ病になりやすいとか，そういう議論になっていくわけですね。

福田 そういう可能性があろうかと思っております。

武田 それから，「年齢と性でNIRSの反応に違いがあるということをはっきり教えていただいたのですが，単極性，双極性で健常者と違うという特徴は年齢，性を一致させたデータでしょうか」というご質問をいただいています。

福田 今日，お示ししたデータは，年齢，性をマッチさせたもので比較しています。

武田 それから「先生がお示しになったあとでブローカ野も測定できるようになって，そこではあまり変化がなくて，基本的に前頭前野の変化がうつ病であって，それに対する説明として心理的構えというご説明をなさったわけですが，そうすると，具体的に単極性と双極性とで反応が違うというものを，この心理的構えという表現でいうと具体的にどう違うと理解したらいいのでしょうか」というご質問もいただいています。

福田 非常に難しいご質問をいただいてしまいました。「心理的な構え」というのはpsychological setの訳語のつもりで使ったのですが，適切ではないかもしれません。最初のときにお示ししましたように，例えば単極性の方は病前性格として弱力性というようなものがあると思います。つまり，普段から物事に取り組むときに脳機能の活性化を起こしにくい，そういう傾向があると思いまして，それに対応しているのかもしれません。逆に双極性の方は熱中性がありますので，やっているうちにどんどん熱中していってしまうというのが，ちょうどあの波形にあるように，最初は賦活が生じにくくてもだんだん上がっていってしまって止まりにくくなるということと対応するのかなと考えています。

武田 単極性と双極性で，そういう賦活のパターンが違うというのは興味深いと思いますが，今の福田先生のご説明ですと，病前性格や，もともとのどういうタイプのうつを呈しやすいかということと関係している，というぐらいのところでしょうか。

会場 山梨大学の平田と申します。福田先生におうかがいしたいのですが，実際には単極性のうつ病の方が経過の中で双極性障害に移行していくということが臨床上あることを考えると，単極性の方を調べていけば双極性障害のタイプに似ているという方がそれなりに含まれてもいいのかなと思うのです。また，そのパターンが出た場合に，実際に経過をみていくと双極性であったということについて，いかがでしょうか。

福田 ご指摘，ありがとうございます。発表の中でもちょっと触れましたが，今日，単極性だとご紹介した中で，個別の波形をみると双極性のパターンを出している方がいらっしゃいます。ここでお示しした診断は検査をした時点でのDSM-Ⅳ診断です。ですから，実際にはあとで躁病相が出てきて双極性とわかった方も，一応，単極性に含めています。その時点では診断基準に当てはめると単極性なのだけれども波形は双極性のパターンを示す方があとに躁転をしたり，あるいは薬剤誘発性かもしれませんが躁転をしたりということがあります。あるいは診断基準では双極性を満たしませんが，最近よくいわれていますbipolar spectrum, soft bipolarのような特徴を示す方は，やはり波形も双極性のパターンを示しやすいという傾向はあります。しかし，診断基準からいくと，一応，単極性になってしまうということです。ですから，ご指摘のとおりでして，そういう意味でよりむしろバイオロジカルなところを捉えているのかもしれません。

武田 非常に心強いコメントですが，私どもは，難治性の単極性のつもりで治療をして，やっと治った途端に躁転する，ということを往々にして経験します。そういう方々のうつの段階でのNIRSのデータをみたら，ある程度，双極性型を呈している場合がありうる，そういうケースについては，今まで臨床症状としては双極性になっていないけれども，ある程度予測することも可能であろう，ということですね。

福田 そんな経験を何例かしております。ほかの疾患でもそうでして，例えば，検査時点で統合失調症のパターンを示して，しかしその時点で主治医が何度も確認しても，「いや，幻覚や妄想もない」という方が，そのあとに幻覚や妄想を呈してきたということも経験しています。そういう意味で，その時点の症状よりはむしろ病気と関連する可能性があろうと思っています。

武田 そうしたら，もう1つ，先生の「今後の課題」のところに「自殺の予測」というのも書いてありましたね。それはどの程度できますか。

福田 それを今後検討していきたいと思っているところでして，自殺企図がある方とか，あるいはそうではなくても，例えば衝動性のスケールが高い方とこの所見の相関をみていければということを計画しているところです。

武田 ありがとうございます。ほかにご質問，何かコメントはございますか。

会場 福田先生に質問です。今日のデータではなかったと思いますが，うつの方で精神病性特徴があるかどうかによって波形が違うということはあるのでしょうか。

福田 それは，あまりはっきりはしないのです。うつ病で精神病性特徴があるという方，それから分裂感情障害のような形で精神病性特徴がある方がいらっしゃるかと思いますが，分裂感情障害のような方はたしかに統合失調症的なパターンに近い型を示す傾向があります。けれども，気分に合致しているような（mood congruent）精神病性特徴の場合には，そうはいえないか

もしれません。そこは自信をもっていうことはできません。

武田 精神病性特徴の特徴的なパターンは，なんとなく統合失調症に似たようなパターンになるということですか。

福田 極めて図式化していえば，気分に合致しないような（mood incongruent）精神病性特徴であれば，統合失調症に近いような形になりまして，mood congruentな場合には必ずしもそうではないというところかと思います。

武田 樋口先生のお話に対して，橋本先生，福田先生から何かご質問やコメントはございますか。

橋本 いろいろな薬物の代謝酵素のSNPと反応性，副作用というのはよくいわれていますが，例えばそういうものと我々がやっているようなバイオロジカルマーカー的な，物質的なものとの関係について書かれた論文はありますか。

樋口 5-HTTLPRに関しては，神経内分泌学的研究や画像研究など，いろいろなものがあります。薬剤の反応性という点についても，その薬剤がセロトニントランスポーターに主に働くわけですが，薬剤はみな1カ所だけで効いているというわけではありませんから，遺伝子多型はいろいろ調べてみるわけです。やはりもっと情報が集積される必要があると思っています。

福田 専門ではないので見当違いの質問かもしれません。樋口先生はセロトニントランスポーター，橋本先生はBDNFということで，いずれも抗うつ薬の効果に触れておられますが，その2つの関連を検討した，例えば「セロトニントランスポーターがこうであると，BDNFはこうなりやすい」といったような研究はあるのでしょうか。

樋口 それはちょっと知りませんが，BDNFの遺伝子のプロモーター領域にある，Val66Met多型と抗うつ薬の反応性というようなことを調べた論文が最近中国のグループから発表されました。その論文では関連があるということになっていますが，ただ，そのデータをみると，薬剤の反応率が3割ぐらいと極めて低いので，患者さんの選択というところに問題がないかという感じでみています。BDNFの遺伝子の抗うつ効果への影響や，セロトニントランスポーターの遺伝子多型との関係について，きちんと調べた論文は，まだないと思います。

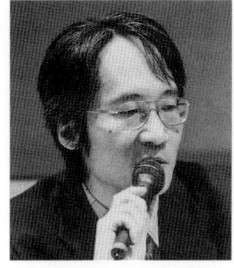

武田 例えばセロトニントランスポーターの多型については，欧米のデータでは簡単にいうとL型のほうでSSRIへのresponderがよくみられます。それに対して，先生のデータは，強いていえば逆だ，ということですね。強いていえばね。それをまずどう考えるかというところを，先生のお立場からお願いします。

樋口 人種間にその差があるということについて，どう考えたらいいのかということについては，私も生物学的にこういう仮説が考えられるというものはないです。おそらくセロトニントランスポーターの遺伝子のS型，L型の分布に人種によって大分差があるということなので，コーカサス人と韓国人，日本人における効果の差については，遺伝子多型の問題だけではない，セロトニンの機能に関係する別なファクターがあるのか，私としてもなかなか良い考えがありません。

武田 セロトニントランスポーターはもう調べなくてよろしい，ということでしょうか。すみません，振り返ってみますと，

実際にLeschたちのいう，S型とL型の発現のプロモーター活性に差があるかということ自体にも「？」を付けておくべきであろうと，私は個人的には思っているのですが，いかがでございますか。

　樋口　基礎的な薬理学についてはちょっと専門ではないので，Leschが書いた論文の実験の手技などの正確さなどを含め，信じていいのかどうかというところまでは評価できません。武田先生がそうおっしゃるということですから，可能性はあるかな，と。

　武田　いや，すみません。おもしろがって人の悩みを引き出しているだけでございます。神庭先生，どうぞ。

　会場（神庭）　Leschの研究の方法は非常に難しいのです。ですから，追試されていないのです。僕らは，ヒトの脳で遺伝子型と脳の中のトランスポーターとが実際に相関するかということを法医研と共同で研究して，それらがまったく相関しないという結論を得ました。先ほど樋口先生がちょっと触れてくれましたが，結局，通常の状態では遺伝子型は脳の中のトランスポーターの発現量とは相関しません。いわれてみれば当然だと思うのですが，ダイナミックに，相当複雑なメカニズムでトランスポーターの発現は調整されているわけで，遺伝子型だけで決まるものではないと思うのです。そのあとも欧米のほうではS/S型はライフイベントを受けやすくて，ライフイベントを受けたときにうつ病になりやすいとか，さまざまな小規模な，あるいは追試できないような大規模な実験や研究が報告されてきていて，アジア人とコーカサス人の違いが本当にあるかないか，わからないと。あるとして説明できる可能性はいくつかあると思いますが，1つはセロトニントランスポーター自体ではなくて，そのcolormorphismと一緒に遺伝してくるほかのファクターが関係している，あるいはそのまったく関係ないファクターが総体となったときにある1つの遺伝子型を現しやすいという可能性。もう1つは，セロトニントランスポーター自体が影響するとすれば，それはカルチャーの違いではないかと。どういうカルチャーの中で遺伝子がどういう遺伝子型を作ってくるか，その違いがあるのではないか。ですからアメリカ人を日本で育てたときに，L/L型が抗うつ薬に反応しやすいかどうかをやると，そのカルチャーがどうかというのがわかると思います。

　武田　まことにごもっともだと思いますが，非常に悲観的な立場として，樋口先生のタイトルが「Pharmacogenomics」になっているけれども，「Genomics」は基本的に「何万の遺伝子のタイピングを全部してから，ものをいいなさい」と。「1つのセロトニントランスポーターなり，あるいはノルエピネフリントランスポーター，その何万のうちの2つだけで何もいえるわけはない」という立場もあるわけです。何か引っかかっているか，引っかかっていないかという部分は，本当にpharmacogenomicsをやって，全部のタイピングをしてものをいうということができつつあるようになってきていますので，もう少し実りのある議論はできるだろうと思います。セロトニントランスポーターだけにこだわって，「ああでもない，こうでもない」といわなくてもいいのかなという気もしますが。否定的なコメントですみません。

　今日，それぞれの異なる生物学の立場からのお話をまとめて聴かせていただいて，非常に有意義であったと思います。橋本先生は実際に血中のBDNFがうつ病の病気のとき，治るとき，それから薬剤によって実際に変わっていて，HAM-Dのスコアとも相関すること。BDNFがうつ病の状態のマ

ーカーであるということをお話しされて，それから実際に最近はうつの病態と神経新生の相関がいわれていますので，fluvoxamineなどのSSRIが実際に神経新生を促進するという作用が示されているということから，そういう作用がシグマ-1受容体を介してのものでありますので，そういうSSRIとか，あるいはシグマ-1受容体とか，あるいは神経新生，BDNF，そういうところがうつ病の病態を説明するものとしてわかりかけている。そんな話をしてくださいました。

　福田先生，実際，NIRSが脳の賦活の程度をみるためにいちばん手軽であるということですが，NIRSの機械は今いくらでございますか。

　福田　現状ではまだ何千万円のオーダーです。

　武田　しかしながら，MRIやPETと比べると，はるかに安い機械です。そのNIRSを使うと，単極性のうつ病と双極性のうつ病の賦活の程度がかくも違うということをお示しいただいて，それが実際に性別，あるいは年齢によっても傾向が出てきていますので，うつ病の診断や，ほかの病態との鑑別，あるいは単極性，双極性の鑑別，そういうところに実用化されるという段階に来つつあるというお話をしてくださいました。

　樋口先生には，特にセロトニントランスポーターの治療効果ということで，薬物反応性がセロトニントランスポーターの多型によって調節されているのではないかということと，最新のデータでございますが，milnacipranという別のSNRIについてもセロトニントランスポーター，あるいはノルエピネフリントランスポーターの多型をみてみますと，多型による反応性の違いが認められる場合もある。そのような話をしていただきました。

　そのようなデータをもとに，先生方からいろいろなご意見をいただいてディスカッションを始めたわけでございます。

　まとめの言葉として申し上げさせてもらいますと，症候学，病態に終始していた時代と比べますと，実際にうつ病を起こしている生物学的なパラメーターの変化，それからうつ病の病態を確実にオンラインで捉えることのできる電気生理学的な方法，それからうつ病の治療薬に対しての反応性が生物学的にどう違うか，そういうことをsolidなデータに基づいて議論をすることができる時代になっているということはいえるのだろうと思います。それらの3つのアスペクトがそれぞれどのように統合されていくかということについては，今後の課題ということになるわけでしょうが，今日のような機会でそれぞれの領域の研究者が集まって意見を交換するということは，うつ病，気分障害に対する正確な知識とアプローチを開発していくという意味では，大変，有意義なことであると思います。

　非常に内容の豊かなお話を賜りました3人の演者の先生方に厚く厚く御礼を申し上げて，このシンポジウムの終わりの言葉とさせていただきます。先生方，どうもありがとうございました。

閉会のご挨拶

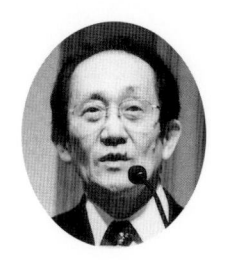

　今日は非常にタイトなスケジュールの中で，本当に頭がいっぱいになるぐらい学習することができました。今日，ご発表いただいた先生方，討論に参加していただいた先生，セミナーの高橋邦明先生，そして非常に有益なお話をいただきました特別講演の西園昌久先生には心から感謝の意を表したいと思います。本当にありがとうございました。

　この「ムードディスオーダー・カンファランス」は2000年にスタートいたしまして，今年で第6回を迎えました。本来ですとすでに終わっているはずのところですが，このカンファランスのグループとしての共同研究を発表する場として今回の第6回が予定され，今までになく，さらに濃密な内容になったことを，スタッフの方々に本当に心から感謝いたしたいと思います。

　このムードディスオーダー・カンファランスは上島国利先生を代表世話人として，牛島定信先生，神庭重信先生，越野好文先生，小山司先生，武田雅俊先生，そして私が世話人となり，回を重ねるごとに内容の充実したカンファランスに成長してまいりました。今日これをもって終わりにするということは非常に名残惜しく，形を変えて次のステップに進めないか，という声が世話人の間で上がっております。例えば今日話題になりましたプライマリケアの先生方との協調をどんな形で発展させるか，という話題も出ました。うつ病に関して，あるいは気分障害に関して，まだまだ勉強する内容が多いということをさらに思い知らされた気がしております。

　藤沢薬品工業株式会社がアステラスという会社に発展されるということで，この回は一応終了ということになりますが，今後も私どもの研究意欲を盛り上げていただければありがたいと思います。

　ご協力をいただいたスタッフの方々，全力を賭して応援していただいた皆様に心から感謝して，閉会の言葉にさせていただきます。本当にありがとうございました。

長崎国際大学人間社会学部

中根　允文

```
┌─────────────────────────────────────────────────────────────┐
│   ムードディスオーダー・カンファランス                      │
│                                                             │
│  代表世話人  上島国利（昭和大学医学部精神医学教室 教授）    │
│  世 話 人   牛島定信（三田精神療法研究所 所長）             │
│            神庭重信（九州大学大学院医学研究院精神病態医学分野 教授）│
│            越野好文（金沢大学大学院医学系研究科脳医科学専攻 │
│                     脳情報学講座脳情報病態学 教授）         │
│            小山 司（北海道大学大学院医学研究科脳科学専攻   │
│                     神経機能学講座精神医学分野 教授）       │
│            武田雅俊（大阪大学大学院医学系研究科ポストゲノム疾患解析学講座 教授）│
│            中根允文（長崎国際大学人間社会学部 教授）        │
└─────────────────────────────────────────────────────────────┘
```

第6回 ムードディスオーダー・カンファランス
――――――――――――――――――――――――――――――――
2005年7月29日　初版第1刷発行

編　　集　　ムードディスオーダー・カンファランス

編集代表　　上　島　国　利

発 行 者　　石　澤　雄　司

発 行 所　　㈱星　和　書　店
　　　　　　東京都杉並区上高井戸1-2-5　〒168-0074
　　　　　　電話　03(3329)0031(営業部)／03(3329)0033(編集部)
　　　　　　FAX　03(5374)7186
――――――――――――――――――――――――――――――――
©2005　星和書店　　　Printed in Japan　　　ISBN4-7911-0580-X